Sie haben >>RÜCKEN<<?

Wenn Übungen und Pillen nicht mehr helfen
Neue Therapien durch kompetente Spezialdiagnostik

von Dr. Peter Konrad Sigg

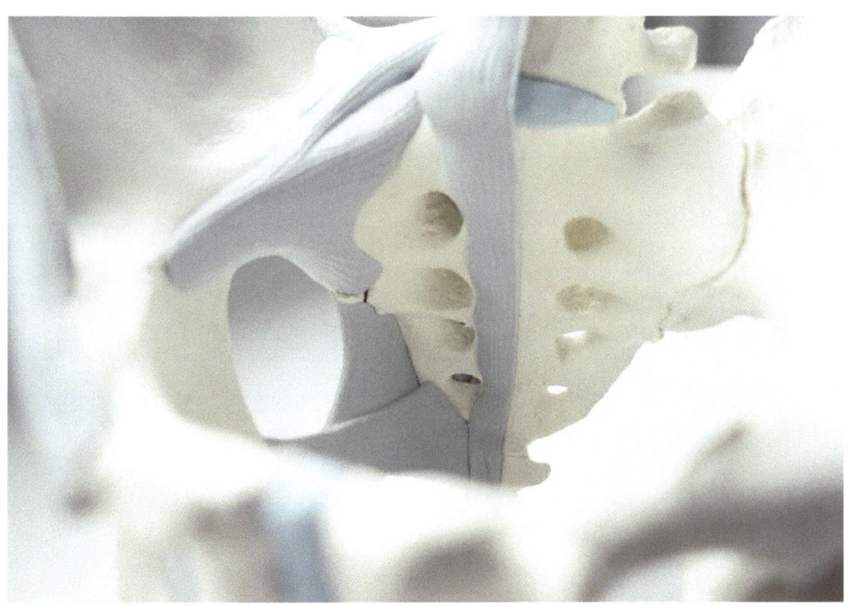

„Es ist nicht die Schuld des Hammers,
dass er den Nagel verfehlt!
Es liegt an dem, der ihn schwingt -
mit verbundenen Augen und ...
.. mit voller Freude am Schwung!

Inhalt

Kapitel 1: Warum dieses Buch?

Leiden auch Sie unter ständigen oder immer wiederkehrenden Schmerzen im unteren Rücken, immer wieder ein Hexenschuss, eine ISG-Blockade? Massive Schmerzen tief im Po, in der Hüfte und vielleicht auch im Bein? Ischias, Missempfindungen bis in den Fuß?

Sämtliche Medikamente, Übungen, Akupunkturen, Faszien-Rollen scheinen auch Ihnen allmählich nicht mehr wirklich anhaltend zu helfen?

Ist deshalb also jetzt vielleicht doch (nochmals?) eine Rücken-OP, ein chirurgischer Eingriff in den unteren Rücken, notwendig?

Stehen somit vielleicht auch Sie am Beginn - oder befinden auch Sie sich vielleicht sogar schon inmitten - einer anscheinend nie enden wollenden Odyssee mit Rückenschmerzen & Ischias?

Nicht nur „Deutschland hat RÜCKEN"!

Aber auch hierzulande verzeichnen sehr viele Profiteure von Rückenschmerzen & Ischias immer noch sehr beachtliche jährliche Wachstumsraten.

Von ständigen Rückenschmerzen zermürbt, von mittlerweile vielerlei Übungen enttäuscht, von allerlei Medikamenten schon fast halb vergiftet und möglicherweise sogar auch schon durch die eine oder andere Rücken-OP irgendwie schon etwas verstümmelt stehen vielleicht auch Sie jetzt zunehmend im Begriff, Ihren Glauben an die Medizin irgendwie doch noch voll-und-ganz zu verlieren?!

Die Idee zu diesem Buch entstand im Juni 2020 mit einer E-Mail und der Bitte um ein telefonisches Experten-Interview zum Thema Rückenschmerzen und Ischias. Das jetzt neben der Bandscheibe immer mehr in den Fokus rückende Piriformis-Syndrom sollte dabei einmal näher erklärt werde. Eine Journalistin aus Hamburg hatte den Auftrag, hierzu einen Artikel zu verfassen. Ihre bisherige Recherche im Internet hatte sie dabei immer wieder auf meine Praxiswebsite www.dr-sigg.de geführt.

Der Artikel „Das Piriformis-Syndrom, eine Ursache, die selbst viele Ärzte nicht kennen" wurde im Sommer 2020 in einer großen illustrierten Frauenzeitschrift veröffentlicht, das Thema Ischias durch den Piriformis-Muskel war dabei schon auf der Titelseite angekündigt. Die Resonanz war riesengroß. Der Artikel erschien deshalb dann auch noch in einer weiteren auflagenstarken Frauenzeitschrift. Die Resonanz war dann - und ist immer noch - ziemlich überwältigend.

Der Piriformis-Muskel ist zusammen mit der Bandscheibe, dem Iliosakralgelenk und den tiefen Core-Faszien eine sehr häufige Ursache von tiefen Rückenschmerzen, von Schmerzen tief im Gesäß, von tiefen Blockaden im unteren Rücken und im Beckenring, von Hexenschuss, von Ischias sowie auch von Beckenschiefstand mit einem oft scheinbaren Beinlängenunterschied.

Der Piriformis-Muskel läuft der bisher wohl doch viel zu häufig verdächtigten alleinigen Ursache Bandscheibe und Bandscheibenvorfall immer mehr den Rang ab. Und ohnehin bilden die Bandscheiben über und unter dem untersten Lendenwirbel, die beiden Iliosakralgelenke unter der Lendenwirbelsäule und zwischen den beiden Beckenschaufeln mit den tiefen Core-Faszien, den beiden Piriformis-

Muskeln und dem hier durchziehenden Ischiasnerven einen interaktiven anatomischen Komplex.

Wirkliches Wissen zum Mega-Thema „Rücken & Ischias" durch das Iliosakralgelenk ISG mit den inneren Core-Faszien und dem Piriformis-Muskel zusammen mit den Bandscheiben und den Wirbelfacettengelenken im unteren Rücken ist, bzw. war bislang vielfach aber leider vielfach immer noch Mangelware.

Das Iliosakralgelenk ISG, die Knochenspalte zwischen dem Kreuzbein Sakrum und der linken und der rechten Beckenschaufel/Darmbein Ileum scheint trotz ihrer so wichtigen verbindenden und steuernden Rolle zwischen Rücken und Bein vielfach immer noch eine Art Mysterium geblieben zu sein.

Die „Behandlung" dieser verborgenen anatomischen Strukturen im Bereich zwischen dem Rücken und der Hüfte ist bis vor kurzem ja noch fast ausschließlich den Physiotherapeuten sowie den Chiropraktikern und Osteopathen vorbehalten gewesen. Es wurde und wird gedehnt, gekräftigt, gedrückt, gerollt.

Die Rücken-Chirurgen haben trotz all` dieser Bemühungen damit begonnen, ein stetig wachsendes Interesse an sogenannten minimalinvasiv chirurgischen ISG-Fusionen (ISG-Versteifungen) zu erwecken, zu fördern -und mehr oder weniger erfolgreich... - auch zu befriedigen.

Auch die die Pharma-Industrie steckt ihre sicher oft berechtigten Claims bei immunrheumatisch entzündlichen Prozessen der Iliosakralgelenke und der Wirbelsäule immer offensiver ab. Diese neuen Pharmazeutika sind noch sehr teuer und gehen aber weit über die Möglichkeiten der bisherigen Entzündungshemmer und Schmerzmittel, Opiate sowie Muskelentspannungsmittel hinaus.

Aber die riesengroße Fülle an Ratgeber-Artikeln mit Übungsanleitungen in vielen Zeitschriften und auch die große Fülle an Ratgeber-Büchern, YouTube-Videos für den „Rücken" im allgemeinen und das Iliosakralgelenk ISG im speziellen, ja selbst die vielen ärztlichen Fortbildungsveranstaltungen mit Leitlinien zu Rückenschmerzen und Ischialgien führten zumindest bislang eben leider oft auch nicht immer verlässlich zu einem wirklich dauerhaft befriedigenden Erfolg...

Gibt es also tatsächlich keine Alternativen zu einer Schmerztherapie, d.h. zu einer Linderung mit Pillen, Übungen, Akupunkturen, Yoga - oder gar zu einer eingreifenden, oft sogar definitiv verstümmelnden Rücken-OP?

In der ärztlichen Sprechstunde ist Zeit Mangelware. Doch selbst wenn mehr Zeit zur Verfügung stehen würde: für viele Ärztinnen und Ärzte - auch für die meisten Orthopäden - oftmals sehr frustrierend, für Rückenschmerzen & Ischias immer wieder nur vertröstende Worte, Rezepte für Schmerzmittel, Rezepte für die Physiotherapie sowie nur Arbeitsunfähigkeitsbescheinigungen und vielleicht auch Reha-Anträge ausstellen zu können.

Wirklich profundes Wissen über das, und eine wirklich zielführende therapeutische Erfahrung gerade auch mit dem Iliosakralgelenk ist noch nicht überall voll ausreichend vorhanden. Eine wirklich kompetente ISG-Analyse auch im Hinblick auf die Wechselwirkungen der Kreuzdarmbeinfuge mit den Bandscheiben, den inneren Core-Faszien und dem Piriformismuskel rund um das Kreuzbein ist noch nicht flächendeckend verfügbar.

Vielen Orthopäden fehlen auch spezielle rheumatologische Kenntnisse und Erfahrungen und vielen, wenn nicht sogar den meisten Rheumatologen/ Rheumainternisten die tieferen Kenntnisse über die biomechanischen und sensomotorischen Funktionen dieses anatomischen Komplexes.

Vor allem fehlen jetzt vertiefte, spezielle Kenntnisse und Erfahrungen in der sich rapide neu entwickelnden Regenerationsmedizin „Orthobiology". Auf diese werde ich hier zwar auch kurz eingehen, doch gilt dieses Buch zunächst der Entschlüsselung von „Rücken", von „Blockaden" und auch von „Ischias" wenn Übungen und Pillen einfach nicht mehr befriedigen.

Beispielhaft - mit der freundlichen Genehmigung der Verfasserin und anonymisiert – lasse ich deshalb hier eine E-Mail einer verzweifelten Patientin aus Wien mit abdrucken:

An: praxis@dr-sigg.de
2.Dezember 2020 um 23:03

Sehr geehrter Herr Dr. Sigg,
ich möchte mich hiermit für die ausführlichen Informationen auf Ihrer Homepage ganz herzlich bedanken.
Zum ersten Mal lese ich, wie Sie das Zusammenspiel von mehreren Faktoren beschreiben und denke mir: Genauso fühlt es sich an!
(Ich habe immer wieder Blockaden im unteren Rückenbereich)
Es ist nicht einfach, wenn Ihre Fachkollegen nach 5 Minuten und einem alten Röntgenbild feststellen: „altersbedingte Abnützung", dabei bin ich keine 45.
Es werden Medikamente und Injektionen verabreicht, ohne zu wissen, was das Problem ist.

Für die genaue Diagnose nimmt sich kaum ein Kassenarzt Zeit- drei-minütige Massenabfertigung. Bitte um Verzeihung für meine Kritik an falscher Stelle.

Beim Lesen hatte ich das Gefühl, dass Sie sich forschend und neugierig auf die Suche begeben, ohne vorher bestimmt zu haben, was Sie finden wollen. Das finde ich toll!
Ich suche nicht unbedingt eine einfache und schnelle Lösung (wie z.B. eine Schmerztablette oder OP), manches ist auch nicht leicht oder möglich zu lösen.
Was mich besonders bei vielen Ärzten (vor allem Orthopäden) stört, dass sie nur so tun, als wüssten sie die Ursache des Schmerzes und verschreiben Therapien, die den meisten nicht helfen.
Warum? Um Patienten zu beschäftigen? Diese Praktiken führen viele in eine Sackgasse.

Ihre Homepage (bin keine Medizinerin) hat mich ermutigt. Ich wohne leider weit weg und bin noch nicht soweit, sie tatsächlich für einen Termin zu kontaktieren.
Toll, dass es so einen Arzt gibt! Gutes Gelingen!

Schmerzhafte Grüße aus Wien
(Text wurde rechtschreibmäßig bearbeitet, Originaltext im Anhang)

Tatsächlich gibt es bei Rückenschmerzen und Ischias zwischenzeitlich aber schon mehr Möglichkeiten als Pharmazie, Physiotherapie, Psychotherapie, Schmerztherapie und Chirurgie!

Hierzu müsste, muss der „RÜCKEN" aber noch möglichst rechtzeitig wesentlich genauer als bislang üblich analysiert, die Blackbox

Rückenschmerzen & Ischias wesentlich genauer bis in das letzte Detail beleuchtet werden.

Es müssen neue Wege aufgezeigt werden, wie schon bestehende Odysseen mit Rückenschmerzen & Ischias vielleicht (!) hoffentlich doch noch ein gutes Ende finden und vor allem auch, wie solche beginnend drohenden Odysseen jetzt schon noch rechtzeitig vermieden werden können.

Ich unterstelle niemandem vorsätzliche unlautere Absichten! Aber gerade bei dem heutigen Mega-Thema „RÜCKEN", also Rückenschmerzen mit und ohne Ischias, gilt vielleicht nicht einmal so selten:

Es ist nicht die Schuld des Hammers, dass er den Nagel verfehlt.
Es liegt an dem, der ihn schwingt; mit verbundenen Augen und voller Freude am Schwung!

Dr. med. Peter Konrad Sigg
Ravensburg

Kapitel 2: Rückenschmerzen: Eine Volkskrankheit

Fast jeder Mensch hat heutzutage wohl schon mindestens einmal in seinem Leben starke Schmerzen empfunden. Zum Glück lassen sie nach einiger Zeit oft wieder nach. Bei Rückenschmerzen sieht das mittlerweile aber immer häufiger leider etwas anders aus:

- Rückenbeschwerden sind eine der wichtigsten Ursachen für Arbeitsunfähigkeit in Deutschland.
- Fast <u>jeder dritte Erwachse</u> leidet unter ständigen oder wiederkehrenden Rückenbeschwerden.

Rückenerkrankungen waren in Hinsicht der Arbeitsunfähigkeit in den letzten Jahren die zweithäufigste Diagnose bei Arbeitsunfähigkeit in den Statistiken der Krankenkassen, in der Tendenz sogar auf die Nummer 1 strebend.

Im Durchschnitt dauert die Arbeitsunfähigkeit dabei zunächst ca. 2 Wochen an. Durch eine unzureichende, nicht wirklich adäquate spezielle Analyse und Diagnostik und dadurch auch nicht wirklich gezielte ursächlich gerichtete Behandlungen entsteht häufig sogar eine dauerhafte Berufs-, mitunter sogar eine Erwerbsunfähigkeit. „Rücken"-Schmerzen führen oft zu sehr viel Leid und vielen Einschränkungen.

Mögliche Ursachen und Risikofaktoren

Die Arbeitsbedingungen der allermeisten Menschen haben sich in den letzten 100 Jahren extrem gewandelt.

Arbeitete man früher häufiger im Freien mit viel mehr Bewegung und einer weniger großen inneren Daueranspannung, arbeitet mittlerweile ein Großteil der Menschen in sitzender Tätigkeit in Büroräumen, im Homeoffice, etc. Der Straßenverkehr wird immer stressiger.

Ganze Berufsgruppen, wie z.B. LKW- und PKW- Fahrer oder Menschen an Computerarbeitsplätzen sitzen dabei oft stundenlang innerlich sehr stark angespannt, haben kaum Pausen, in denen sie sich richtig bewegen und entspannen können.

Es gibt also wichtige Risikofaktoren, die Rückenbeschwerden entstehen lassen. Prüfen Sie bitte für sich selbst, was auch auf Sie zutreffen könnte. Je länger diese einwirken, desto mehr führen sie aber auch zu nachhaltigen inneren biopathologischen und auch immunreaktiven Prozessen.

- Lange Zeit sitzende Tätigkeit
- Bewegungsmangel, auch in der Freizeit
- Ernährungsfehler
- Übergewicht
- Einseitige Belastung,
- Übertriebene sportliche Aktivitäten
- Genetische Veranlagungen
- Tabakrauchen
- Stress / psychische Dauerbelastungen
- Übermäßig schwere körperliche Arbeit

Es entstehen häufig komplexe innere Veränderungen, die sich auch in Schmerzen äußern und sich zu dauerhaft chronischen biostrukturellen Leiden ausweiten können.

Diagnostiziert werden dann

- Bandscheibenvorfall
- ISG- / Iliosakralsyndrom
- Ischias
- Facettensyndrom
- Hexenschuss
- Spinalkanalstenose
- Piriformissyndrom
- ISG-Arthrose
- ISG-Rheuma / Sakroiliitis

Um schon oder noch möglichst rechtzeitig gezielt und fachgerecht behandeln zu können, bedarf es allerdings einer eingehenden, kompetenten, speziellen Analyse, auf die ich zur Verhinderung definitiver, chronischer Dauerschäden in diesem Büchlein auch näher eingehen werde.

Kapitel 3: Risikofaktoren Schwangerschaften und Geburten

Etwa eineinhalb bis doppelt so häufig wie Männer leiden Frauen unter iliosakralen Schmerzen. Spezifischen tiefen unteren Rückenschmerzen, Schmerzen im Bereich des Gesäßes und des Steißbeins mit und ohne Ausstrahlung über den Ischias in das Bein.

Die Hauptursachen für dieses ungleiche Verhältnis finden sich in den Besonderheiten der anatomischen Strukturen und auch der Physiologie/Biologie des weiblichen Beckenringes.

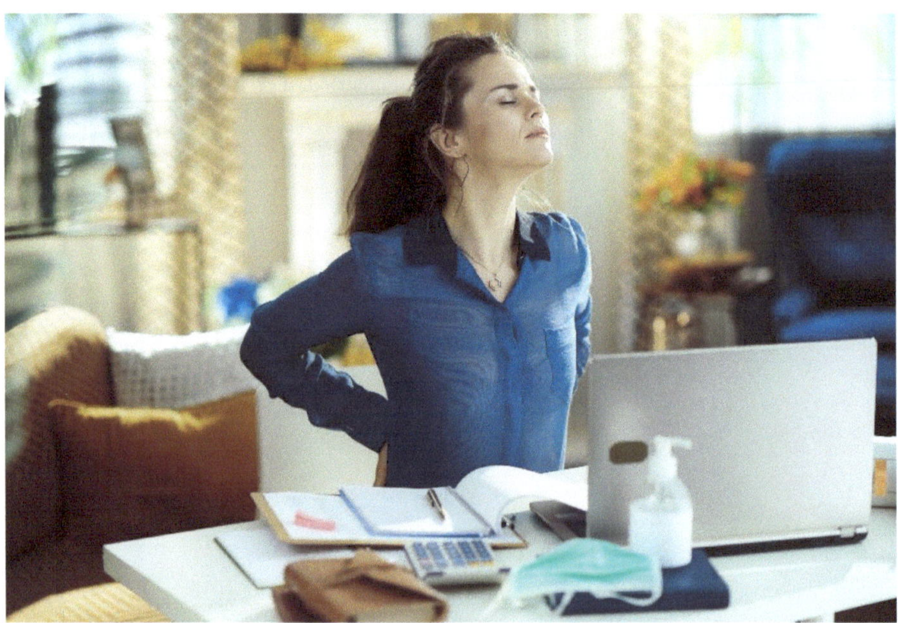

Um Kinder gebären zu können haben die meisten Frauen ein deutlich breiter ausladendes Becken mit anderen Druck- und Scherkräften in der iliosakralen Knochenspalte.

Diese knöcherne Fuge zwischen dem Kreuzbein Os sakrum und dem linken und dem rechten Darmbein Os ilium wird bei Frauen zudem von weicheren, elastischeren Faszien zusammengehalten als bei Männern.

Bei jeder Menstruation erfahren diese auch sensomotorisch sehr sensibel reagierenden Faszien eine schon leicht vorbereitende Auflockerung durch die Zyklushormone. Bei einer dann tatsächlich eintretenden Schwangerschaft wird die ISG-Fuge - um bei der Geburt des Kindes ein Überdehnen oder gar Zerreißen dieser Faszien bestmöglich zu verhindern – noch weiter aufgelockert.

Viele Frauen leiden auch noch nach einer Entbindung unter quälenden ISG-Schmerzen und ein solches iliosakrales „Post-Partum-Syndrom" ist dann häufig leider auch der Beginn einer lebenslänglichen Odyssee mit intensiven Schmerzen im unteren Rücken, in der Hüfte und auch „Ischias".

Wenn die übersteuernde iliosakrale Verankerung der Wirbelsäule im Beckenring nicht mehr richtig belastbar ist, die durch hormonelle und mechanische Einflüsse überforderten iliosakralen Strukturen streiken, können sich in einer Art Kettenreaktion weitere schmerzhafte Dekompensationen im Verlauf der gesamten Wirbelsäule hinzugesellen, Schmerzen im Steißbein, im Beckenboden und eben auch Ischialgien entwickeln

Sehr viele Frauen verbringen heute sehr viel Zeit in einem sitzenden Beruf am PC. Oft unter Zeitdruck, ständig angespannt, absolut konzentriert auf das Display fixiert. Ihre Atmung ist dabei ständig sehr oberflächlich, gepresst. Seit dem Lockdown oft auch weiterhin zuhause im Homeoffice. Und oft auch angespannt im Auto hinter dem

Steuer oder auf dem Fahrradsattel. Auch familiäre und finanzielle Sorgen können zu innerer Daueranspannung führen, drohender Burnout durch einen fehlenden allgemeinen, körperlich und seelisch entspannenden Ausgleich. Vielleicht auch ein Postcovid-Syndrom.

Kapitel 4: Risikofaktor: Sitzen

Frauen wie Männer verbringen heute sehr viel Zeit am PC, stehen ständig „unter Strom", unter ständiger innerer Spannung: Stress in einer äußerst ungünstigen Körperposition.

Stressabbau im eventuell allzu intensiven Mannschaftssport oder/und im Fitnessstudio erzeugt aber oft weitere Überforderungen der Strukturen im unteren Rücken. War früher oft nur schweres Heben am Arbeitsplatz eine Ursache für „Rücken" spielen heute heute Sitzen und Stress oft eine zentrale Rolle bei der Dekompensation der komplexen Strukturen rund um das Kreuzbein Os sakrum im unteren Rücken.

Das Iliosakralgelenk = Kreuzdarmbeingelenk tritt auch bei Männern zusammen mit der Bandscheibe immer mehr in den Fokus bei unteren Rückenschmerzen - mit und ohne Ischias. Ausstrahlungen in den Ischias durch den hyperaktiv krampfenden Piriformis-Muskel lösen gerade auch bei vielen Männern die von ihnen immer noch so hoch favorisierte, häufig immer noch so sehr überwertete Schmerzursache „Bandscheibenvorfall" kontinuierlich ab.

Untere, tiefe Rückenschmerzen, Hüftschmerzen im Gesäß, ISG-Blockaden und eben auch Probleme im Bereich des Ischias` sind also nicht immer nur eine alleinige Sache der Bandscheibe. Zudem sind, wie schon erwähnt die beiden letzten Bandscheiben L4/L5 und L5/S1 über dem Kreuzbein Os sakrum in ihrer Funktion auf das engste mit den zwar mächtigen, aber auch sensiblen ISG-Faszien und somit auch mit dem von hier zur äußeren hinteren Hüfte ziehenden Piriformis-Muskel gekoppelt!

Kapitel 5: Ab wann sind Schmerzen chronisch?

In der fachärztlich institutionalisierten Schmerzmedizin werden Rückenschmerzen und Ischialgien schon nach drei Monaten als chronisch, bzw. als „chronifiziert" deklariert! Schmerzen hätten dann ihre eigentliche Warn-Funktion verloren, es habe sich bereits ein „Schmerzgedächtnis" ausgebildet. Die Schmerzen müssten dann „multimodal" angegangen werden. Dabei solle nicht so sehr anatomisch, sondern mehr pharmakologisch und psychosozial „multimodal schmerztherapeutisch" nach den modernen neuen Leitlinien der Schmerztherapiegesellschaften vorgegangen werde.

Ein bio-psycho-sozial engrammiertes Schmerzgedächtnis müsse dann eben durch die kontinuierliche Einnahme von Schmerzmitteln sowie die kontinuierliche Durchführung von aktiven Eigenübungen und Muskelentspannungsübungen wieder gelöscht/verlernt werden. Vielleicht komme aber doch auch die Durchtrennung von Schmerz leitenden Nervenfasern in Betracht. Oder es sollten elektrische Schmerzschrittmacher in den Rückenmarkskanal implantiert werden.

Das „bio-psycho-soziale Modell der Chronifizierung" wird von den Schmerzspezialisten, von vielen Hausärzten und auch den Schmerzpsychologen – propagiert. Allerdings gibt es zu dieser von einer mächtigen Lobby propagierten Vorgabe auch einige sehr ernst zu nehmende warnende Widerstände vor allem von Seiten der Rheumatologen: rheumatische Entzündungen von tiefen Core-Strukturen sollten vielleicht auch noch rechtzeitig identifiziert und entsprechend gezielt möglichst ursächlich behandelt werden!

Auch Rückenschmerzen können nämlich das sehr wichtige Symptom einer feingewerblichen Reizung innerer Core-Strukturen, also auch einer andauernden biostrukturellen Überreizung oder sogar einer immunpathologischen histologisch rheumatischen Entzündung, sein!

Die fünf Kardinal-Symptome aus der Pathologie für eine feingewebliche Entzündung, eine biopathologische „Inflammation", sind in der ärztlichen Krankheitslehre seit jeher wie folgt definiert:

1 Dolor = Schmerz,
2 Tumor = Schwellung,
3 Calor = Überwärmung,
4 Rubor = Rötung und
5 Functio laesa = Funktionsläsion/Funktionseinschränkung.

Ein durch ständig fortwährende mechanische Überreizung, auch durch innere Daueranspannung oder durch ein immunreaktives Rheuma immer stärker durchblutetes und somit schmerzhaft angeschwollenes, gerötetes und überwärmtes Gewebe kann auch in der Tiefe, zum Beispiel in der iliosakralen Knochenspalte,
im Zwischenwirbelraum mit der Bandscheibe oder auch in den Wirbelgelenken vom Auge und auch von der Hand des Untersuchers nicht mehr wirklich eindeutig diagnostisch wahrgenommen werden. Wenn hier dann ständig und zu intensiv immer weiter nur geübt und gedehnt wird, kann das sehr negative Langzeitfolgen nach sich ziehen! Vorsicht ist also geboten:

Schmerzen durch innere Überreizungen oder Rheuma mit Auswirkungen auf die Muskeln und deren bindegewebigen Faszien

bedürfen einer sehr sorgfältigen, gewissenhaften und natürlich auch schon möglichst frühzeitigen Analyse.

Nur so kann ein zunehmender Gewebetod mit Vernarbungen - Sklerosierungen und Fibrosierungen – und von Zerstörung von wichtigem funktionstüchtigem innerem Körpergewebe vermieden - oder zumindest gelindert - werden. Nur durch eine möglichst frühzeitige gezielte Therapie nach dem rheumatologischen Leitsatz „hit hard & early" kann ein auch von Rheuma, Osteoarthritis, Spondylarthritis, Sakroiliitis und Core-Fibrositis (Core-Faszien!) betroffenes inneres Gewebe vor einer endgültigen Zerstörung bewahrt werden.

Durch ständige innere Reizzustände sich narbig verhärtendes Gewebe wurde bis vor nicht allzu langer Zeit intensiv auch in den physikalischen Abteilungen spezialisierter medizinischer Kurkliniken therapiert. Das Kurwesen ist aber von den Rentenversicherungsträgern schon seit einiger Zeit „abgeschafft" worden. „Passive Physikalische Therapie" als mega-out mehr oder weniger abgeschafft. Früher gab dort in den spezialisierten Physikalischen Abteilungen über einen Zeitraum von einigen Wochen aber sehr differenzierte physikalische Therapien zur allgemeinen und auch gezielt örtlichen Anregung von biologischen Erholungsvorgängen. Selbst bei schon deutlich fortgeschrittenen schmerzhaften fibrotischen Gewebsverhärtungen der Wirbelsäule und der Gelenke haben deren Ergebnisse es durchaus mit den Ergebnissen vieler heutiger Aktiv-Rehakliniken mit dem Fokus auf „Gesundheitsbildende Maßnahmen zum Erhalt der Berufsausübung und der Selbstversorgung im Alter" aufnehmen können.

„Chronisch" war bis vor nicht allzu langer Zeit noch etwas weniger Psyche/Seele. Und auch weniger nur die Verhinderung einer vorzeitigen sozialstaatlichen Rentenpflicht. Viele Therapien umfassten auch weniger die medikamentöse Unterdrückung des Symptomes „Schmerz", viele komplexe physikalische - nicht nur physiotherapeutisch mobilisierende und stabilisierende - Therapien umfassten dabei auch spezifisch rheumatische Ursachen wie Arthrose und Arthritis des Rückens: Spondylarthrose, Osteochondrose, Spondylose, ISG-Arthrose, Core-Fibrose, etc. pp.

Kapitel 6: Blackbox Rücken, Hüfte, Iliosakralgelenk & Ischias

Wenn bei ständigen Schmerzen im Rücken, in der Hüfte und im Ischias Übungen und Pillen nicht mehr wirklich helfen, sollte nochmals eine möglichst differenzierende, eingehendere Analyse auch der inneren Strukturen rund um das Kreuzbein erfolgen!

Diese Strukturen, also die Bandscheiben, die Iliosakralgelenke ISG, die Lendenwirbel, das Kreuzbein und das Steißbein sowie auch die inneren, hochgradig differenzierten Core-Faszien mit den inneren Core-Muskeln Psoas und Piriformis sollten dann (noch einmal...) genauer unter die Lupe genommen werden.

Lassen Sie sich so einen möglichst umfassenden Einblick in diese Strukturen und deren Funktionen verschaffen!

Erhalten Sie so ein Wissen, einen Einblick in eine „Blackbox", den sie dann selbst vielen Fachärzt*innen und Physiotherapeut*innen sowie Osteopath*innen und sonstigen Faszien-Manipulator*innen und Fasziendehner*innen voraushaben.

Werden Sie so vor allem noch mehr Kooperationspartner*in bei der Regeneration des unteren Rücken rund um das Kreuzbein!

Stand und steht bei Ihnen vielleicht auch immer nur die Dehnung und Kräftigung von Muskeln im Vordergrund?

Haben Sie dadurch, deshalb vielleicht bislang auch immer nur die Folgen einer tieferen, echten Ursache in den Griff zu bekommen versucht?

Waren für Sie bislang etwa die Bandscheibe und zu schwache, verkürzte Muskulatur sowie verklebte Faszien die einzigen bekannten Ursachen von „Rücken"-Schmerzen?

Sind Sie es leid geworden, ständig den sensiblen Piriformismuskel zu misshandeln oder misshandeln zu lassen?

Dann könnten Sie sich hier das notwendige Basiswissen erwerben, um weitere Maßnahmen auch des biologisch regenerationsmedizinischen Spezialisten besser verstehen zu können. Und um dann so mit dazu beizutragen, dass nach einer speziellen Analyse auch eine wirklich exakte Diagnose und eine möglichst gezielte Therapie, vielleicht sogar auch noch eine tatsächliche Bioregeneration von inneren Strukturen im unteren Rücken erfolgen kann.

Der einheitliche Komplex des unteren Rückens mit der Bandscheibe, dem Iliosakralgelenk, den tiefen Faszien, dem Piriformis-Muskel und dem Ischias-Nerv ist in den letzten Jahren nämlich immer besser erforscht worden. Die Funktionen und ihre Interaktionen der inneren Core-Strukturen sind biologisch immer besser und bis ins Detail erkannt worden.

Schmerzen verursachende innere Störungen könnten so mittlerweile schon sehr früh erkannt - und dann natürlich auch noch gezielt behandelt werden. An die Stelle von medikamentöser, psychologischer und oft auch chirurgischer Schmerz-Unterdrückung können bei rechtzeitiger Durchführung oft auch sehr erfreuliche Erfolge einer gezielten biologischen Regenerationsmedizin treten.

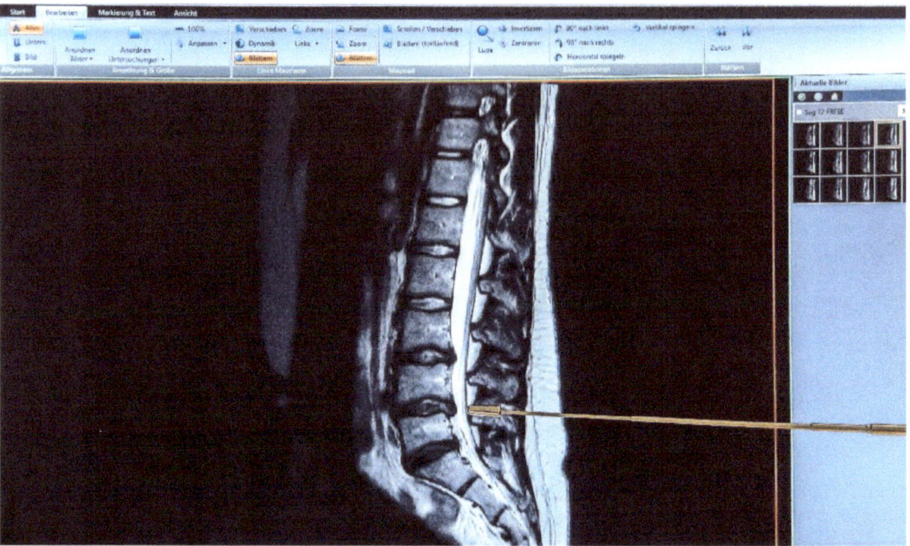

Für die immer noch so Vielen, deren Schmerzen bislang nur mit Pillen, Übungen und mit chirurgischen Eingriffen zu lindern versucht wurde, sollte deshalb mehr Licht in die Blackbox Rücken & Ischias gebracht werden, ein besserer Einblick und ein wirkliches Mitspracherecht bei der Wahl weiterer, auch neuer, biointerventioneller Optionen verschafft werden.

Wunderheilungen gibt es zwar immer wieder. Aber auf Wunder-Mittel, Wunder-Übungen, Wunder-Handgriffe und Wunder-Tools ist eben kein Verlass. Nichts gegen ein gutes, keinen weiteren Schaden anrichtendes Placebo - aber irgendwann ist dann auch gut!

Rechtzeitig also nochmals genauer nachschauen lassen was wo wie und warum Schmerzen im unteren Rücken ohne und mit Ischias wirklich verursachen kann!

Rechtzeitig nachschauen lassen, ob diese inneren Schmerzquellen nicht doch noch wieder möglichst gezielt zum Versiegen gebracht werden könnten.

Auch bei schon eingetretenen inneren Schäden im Rücken und in der Hüfte können heute neue gezielt minimalinvasive Spezialtherapien oft wieder einen lebenswerten Alltag herbeiführen.

Die Voraussetzung ist also allerdings die Kenntnis der Ursache(n) von Rückenschmerzen (Lumbalgien) und von aus dem Rücken über die Hüfte in den Ischias, oft auch bis vorne in den Fuß, ausstrahlenden Beinschmerzen (Lumboischialgien).

Hierzu stehen nach Kenntnis der Vorgeschichte und einiger körperlichen Tests vor allem zunächst die differenzierte MRT-Schnittbildgebung sämtlicher(!) Strukturen. Lassen Sie sich von den modernen „Bilderstürmern" von Kernspin-Bildern nicht verunsichern. Natürlich müssen diese Kernspinaufnahmen auch von den erfahrenen Spezialisten selbst detailliert analysiert und den von „Rücken" Betroffenen erklärt werden. Nur durch die eingehende körperliche Untersuchung, die eingehende MRT-Analyse ist dann oft auch die dokumentierte gezielte örtliche Testinfiltration zum definitiven Ziel führend!

Also noch einmal: wenn Übungen und Schmerzmittel wirklich nicht mehr befriedigen konnten, sollte irgendwann – aber noch möglichst rechtzeitig...! – nicht immer weiter nur geschluckt, geübt/gedehnt und weiter gehofft, sollten vielmehr also doch auch einmal wirklich gezieltere diagnostische und therapeutische Maßnahmen zumindest in Erwägung gezogen werden!

6.1. Licht in die Blackbox „Rücken & Ischias": Was / Wo / Warum so weh tut ...

Wenn also auch Sie auf Ihrer Suche nach ständig neuen „noch besseren Übungen für den Rücken" in allerlei Youtubes, Illustrierten, Magazinen und Selbsthilfe-Ratgeberbüchern, auf Ihrer Suche nach noch besserer Chiropraktik, Osteopathie und noch besseren (Internet-)Faszien-Gurus und auch auf der Suche nach allen möglichen weiteren Faszien-Tools, Wunderpillen, Wundertropfen, Globuli nicht wirklich an Ihr Ziel „endlich schmerzfrei" gelangt sind:

- verzweifeln Sie bitte nicht!
- lassen Sie sich bitte nicht immer weiter nur hinhalten und vertrösten!
- lassen Sie sich bitte nicht mit Rücken-Chirurgie drohen!

Von der fortwährenden Chronifizierung leben zwischenzeitlich viel zu viele Profiteure garnichtmal so schlecht.

Lernen Sie die häufigsten inneren biologischen Ursachen von ständigen Blockaden, von unteren Rückenschmerzen und auch von Ischias kennen.

Lernen Sie auch die neuen – zum Beispiel auch bioregenerativen - Optionen kennen!

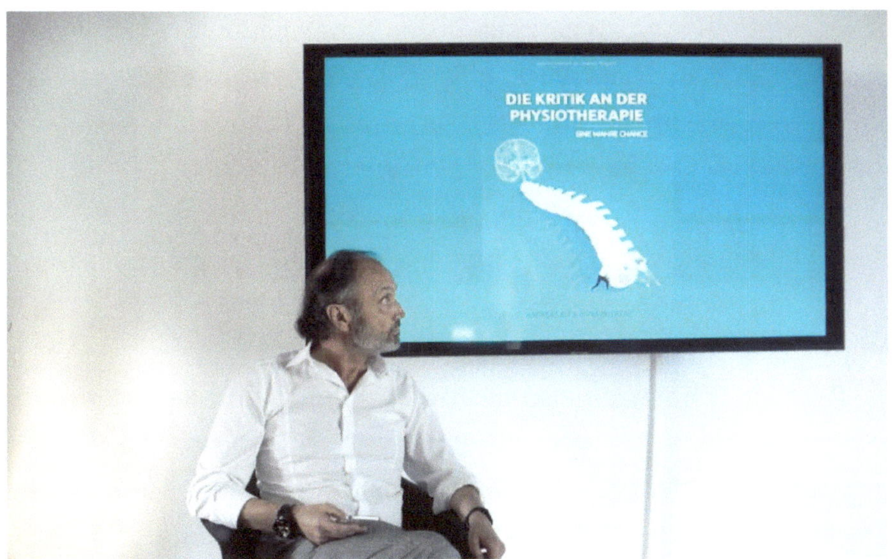

Erfahren Sie also, welche der zentralen inneren Strukturen und Systeme wo und warum im unteren Rücken, im Gesäß, in der Hüfte auch Ischias verursachen können. Vielleicht sogar mit Unsicherheit im Bein sowie Kribbeln und andere Missempfindungen:

- Mehr Wissen als viele Physios, Osteopath*innen, Internet-Faszien-Gurus und auch viele Fachärzt*innen über die wirklichen Ursachen und Zusammenhänge von Blockaden, von Beckenschiefstand, von wiederkehrenden oder sogar anhaltenden nächtlichen/frühmorgendlichen Schmerzverschlimmerungen, von Unsicherheiten/Wegknicken des Beines, von Missempfindungen im Unterschenkel und im Fuß.

- Mehr Wissen über das Zusammenwirken von Bandscheibe, Iliosakralgelenk, inneren Faszien, Piriformismuskel und Ischiasnerv, über ihre funktionelle Einheit und darüber, dass die Dekompensation einer dieser Strukturen fast zwangsläufig die Dekompensation der übrigen Strukturen nach sich ziehen wird.

- Mehr Wissen als Grundlage dafür, zu verstehen, wie mit welchen Methoden „Rücken & Ischias" heute genauer analysiert werden können und wie dann eine am schnellsten zielführende therapeutische Strategie und eine wirklich echte - strukturelle und funktionelle - Bioregeneration der Verankerung der Wirbelsäule zwischen den beiden Hüften und Beinen erreicht werden könnte.

„Rücken"-Schmerzen also nicht ständig unterdrücken oder wenigstens lindern, sondern die wirklichen Ursachen, also die wirklichen Schmerzquellen gezielt auffinden - und dann natürlich auch möglichst ursächlich gezielt angehen. Schäden rund um das Kreuzbein nicht einfach ignorieren, sondern noch bestmöglich auch bioregenerativ wieder beheben.

6.2. Lendenwirbel, Kreuzbein, Steißbein

Das Kreuzbein Os sakrum zwischen dem linken und dem rechten Darmbein Os ilium ist das Zentrum des Beckens. Es ist aber auch die Verankerung, quasi die Wurzel des unteren Rückens zwischen den beiden Hüften.

Das Kreuzbein wiederum besteht in der Regel aus fünf embryonal miteinander verwachsenen, nach unten zunehmend kleiner werdenden Wirbeln.

Es gibt – gar nicht einmal so selten - aber auch Abweichungen von dieser anatomischen Norm: eine so genannte lumbosakrale Malassimilation. Diese kann nur einseitig oder auch beidseitig sein. Benannt werden solche Mal-Assimilationen nach ihrem frühen

Erstbeschreiber als „Bertolotti-Syndrom". Schon so manche Bandscheiben-Operation wurde wegen dieser Bertolotti-Situation nicht wirklich erfolgreich durchgeführt.

Das ohnehin etwas fragile Kreuzbein wird mit zunehmendem Alter noch fragiler, noch brüchiger.

Die das Kreuzbein umgebenden Faszien, die es mit den beiden Darmbeinen, der Bandscheibe L5/S1, dem Lendenwirbel L5, dem Steißbein und auch mit dem Sitzbeinhöcker verbinden können aber auch als ein sensibles sensomotorisches System der Haltungs- und Bewegungssteuerung gesehen werden.

Die Verankerungen dieser Core-Faszien in den Knochenrinden der genannten Strukturen besitzen viele kleine Nervenknötchen, die interaktiv auch die umgebenden Core-Muskeln wie den Piriformis und den Ilio-Psoas mit aktivieren.

Ein Sturz auf das Gesäß kann dieses System nachhaltig (zer-)stören. Aber auch ständiges Sitzen im Stress sowie Schwangerschaften und Geburten führen leider auch zu einer dauerhaften Beeinträchtigung dieses komplexen Core-Systems.

Ich wundere mich, wie der Piriformismuskel, der ja unter weiteren, oft mächtig entwickelten kräftigen Gesäßmuskeln vom unteren Iliosakralgelenkspalt zum großen Rollhügel der Hüfte zieht, immer noch so oft mehr-oder-weniger brutal angegangen wird. Wie sogenannte ISG-Blockaden, Beckenschiefstände, (scheinbare) Beinlängendifferenzen mit mitunter fast schon grausamen brachialen Mitteln zu beheben versucht werden. Es grenzt manchmal schon fast an ein Wunder, was diese sensiblen Strukturen alles doch noch oft sogar wieder und wieder aushalten!

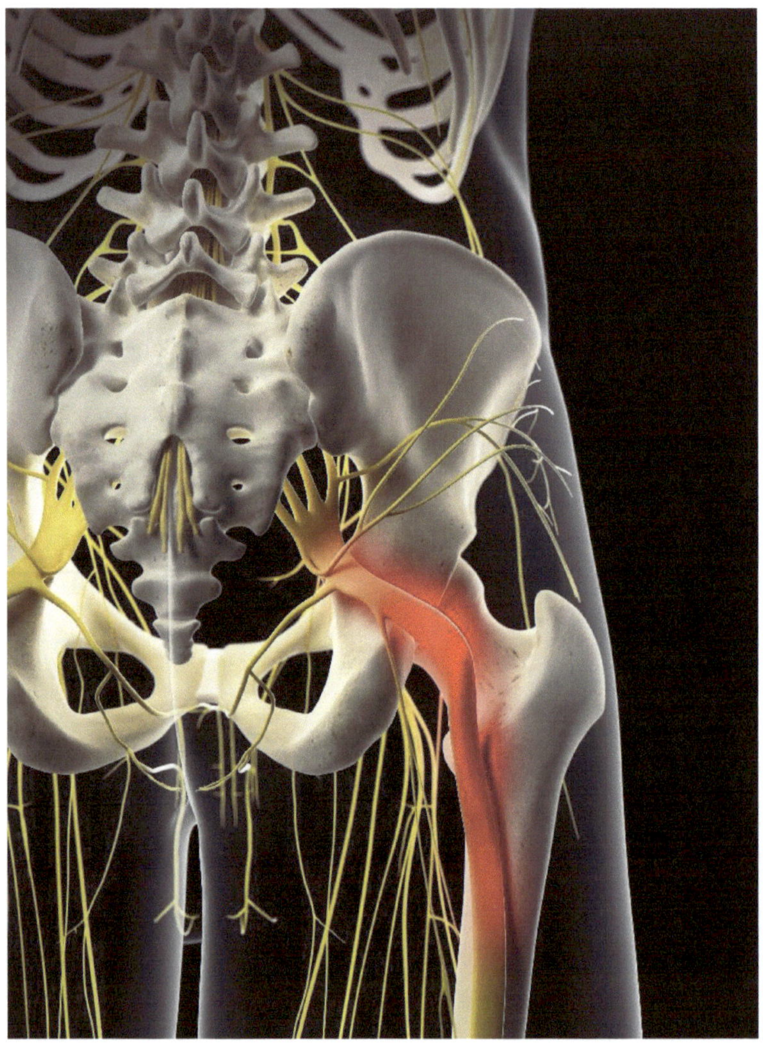

Dabei gibt es, gäbe es heute doch schon völlig neue Möglichkeiten der tieferen Core-Analyse und der regenerationsmedizinischen Core-Therapie bei Hexenschuss, bei ISG-Blockade, bei tiefem unterem Rückenschmerz mit und ohne Ausstrahlungen in den Ischias, der hier unter dem Piriformis zum Bein und zum Fuß zieht!

Mehr Licht in diese Blackbox „Rücken & Ischias"!

Über dem Kreuzbein beginnt die Lendenwirbelsäule. Wie schon erwähnt, verwächst manchmal der letzte, also der unterste Lendenwirbel mit dem Kreuzbein auf der einen oder auf beiden Seiten und man nennt dies dann eine lumbosakrale Malassimilation nach Bertolotti.

Unter dem Kreuzbein befindet sich das beim Menschen sehr kleine Steißbein. Dieses ist bei den meisten Wirbeltieren wesentlich länger und beweglich. Aber auch beim Menschen ist diese kleine Struktur durch seine umgebenden Faszien und Nervengeflechten von großer Bedeutung!

Im Kreuzbein endet der Rückenmarkskanal. Der Rückenmarkskanal oder auch Spinalkanal ist ein schützender Nervenkanal hinter den Bandscheiben. Die Nervenwurzeln ziehen aus dem Kanal nach vorne seitlich und bilden erst im Becken den linken und den rechten großen Ischiasnerven.

Die Nervenwurzeln geben auch kleine sensible Aussprossungen zu den Wirbelgelenken, zu den Iliosakralgelenken, zu den Bandscheibenfaserringen, zu den tiefen Faszien und zu den tiefen Rückenmuskeln bis hinunter zum Steißbein ab.

Direkt vor der Wirbelsäule zieht außerdem ein zweites Nervensystem vom Nacken bis zum Kreuzbein und zum Steißbein. Dieser sogenannte „Grenzstrang" bildet zusammen mit dem Vagusnerv das autonome Ur-System unserer Tiefensinne. Ständiger Stress führt zu inneren Übersteuerungen, schmerzhaften inneren Verkrampfungen und Vernarbungen.

Links und rechts seitlich ist das Kreuzbein jeweils mit einer höckerigen, sehr harten, knorpelig faserhaltigen Gewebsschicht überzogen. Diese seitlichen Kreuzbeinflächen haben mit einer ähnlich beschaffenen Oberflächenschicht der beiden Beckenschaufeln/Darmbeine Kontakt. Besonders wichtig sind aber die mächtigen Bänder rund um das Kreuzbein und vor allem in der iliosakralen Knochenspalte. Die iliosakralen Knochenspalten hinter dem Kreuzbein und der linken und der rechten Darmbeinschaufel weisen extrem feste, aber auch sensomotorisch interaktiv steuernde Faszien auf.

Die Bewegungsausmaße in den beiden iliosakralen Gelenken sind zwar äußerst gering. Beim Gehen erlauben sie aber die wichtigen kleinen gegenläufigen Dreh- und Dehnbewegungen (Nutationen) zwischen den beiden Beckenschaufeln. Gesichert sind diese kleinsten Bewegungen wie erwähnt durch die genannten tiefreichenden, straffen, inneren Faszien vor allem hinter den iliosakralen Gelenkflächen.

In diesen Faszien befinden sich eine ganze Reihe verschiedener Sensoren, die bei einer Überlastung/Überreizung über die feinen Nervengeflechte aus dem Spinalkanal einschließlich des Kreuzbeinkanals und auch des Grenzstrangs zur einer reflektorischen Beckenblockade, zu einem Piriformis-Krampf, einem „Hexenschuss" mit Beckenschiefstand und im weiteren Verlauf oft auch „Ischias" führen können.

Speziell auch der sehr sensible Piriformis-Muskel ist also für Blockade, Hexenschuss, Beckenschiefstand, Beinlängenunterschiede verantwortlich.

Die Faszien in der iliosakralen Knochenspalte sind also auch eine Art inneres („sensomotorisches") Sinnesorgan, das mit der gesamten Bewegungskette von der Fußsohle bis zum Hinterhaupt kommuniziert.

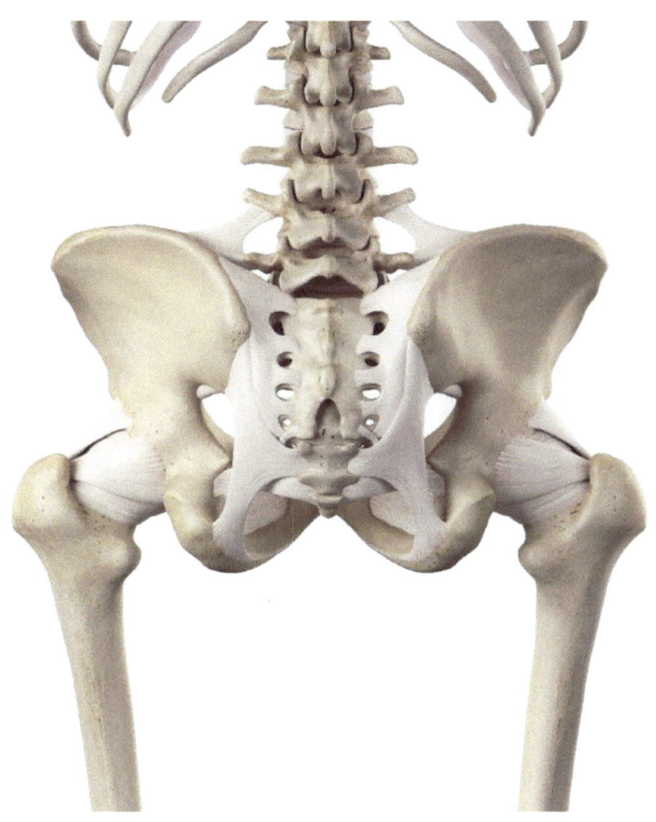

6.3. Bandscheibe und Faszien

Die Bandscheiben L4/L5 und L5/S1 direkt über dem Kreuzbein und zwischen den beiden Darmbeinen sind ebenfalls in dieses System der Faszien zwischen dem unteren Rücken und den Hüften eingebunden.

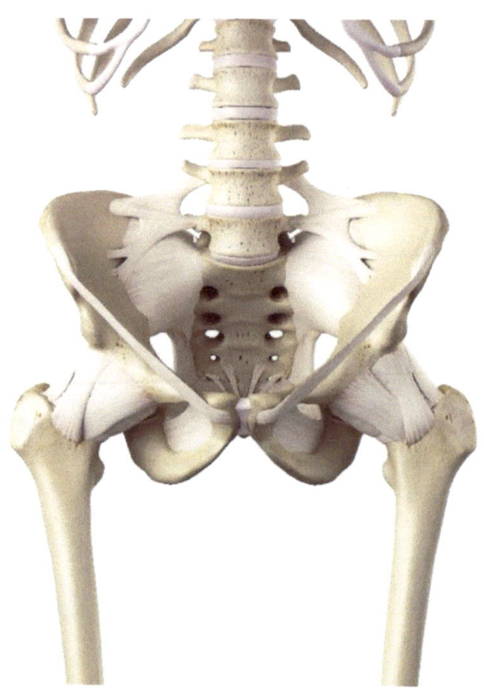

Wenn diese Bandscheiben durch Alterungsvorgänge, ständige Schädigungen wie auch durch zu vieles gestresstes Sitzen oder durch zu chirurgische Bandscheiben-Operationen nicht mehr zur Verfügung stehen, ist eine wirklich harmonische Kooperation der Lendenwirbelsäule LWS mit dem Iliosakralgelenk ISG einfach nicht mehr richtig möglich.

Schmerzhafte Dekompensationen der Bandscheiben in der LWS und Dekompensationen des ISG sind also wegen der inneren, tiefen bindegewebigen Faszien und ihren Sensoren sehr eng miteinander gekoppelt.

Diese inneren Faszien gerade auch rund um das Kreuzbein sollten deshalb nach Möglichkeit auch biologisch analysiert und sensomotorisch bestmöglich regeneriert werden.

6.4. Psoas und Piriformis

Die Bewegungsausmaße der beiden Hüften, der beiden Kreuzdarmbeingelenke und der hier beginnenden Lendenwirbelsäule verraten schon einiges über den Zustand der inneren Faszien sowie der beiden inneren Tiefenmuskeln Psoas und Piriformis. Das sind die beiden wichtigsten Core-Muskeln im Übergang zwischen dem Rücken und den Hüften. Sie liegen sehr tief und sind nicht wirklich gut zu tasten.

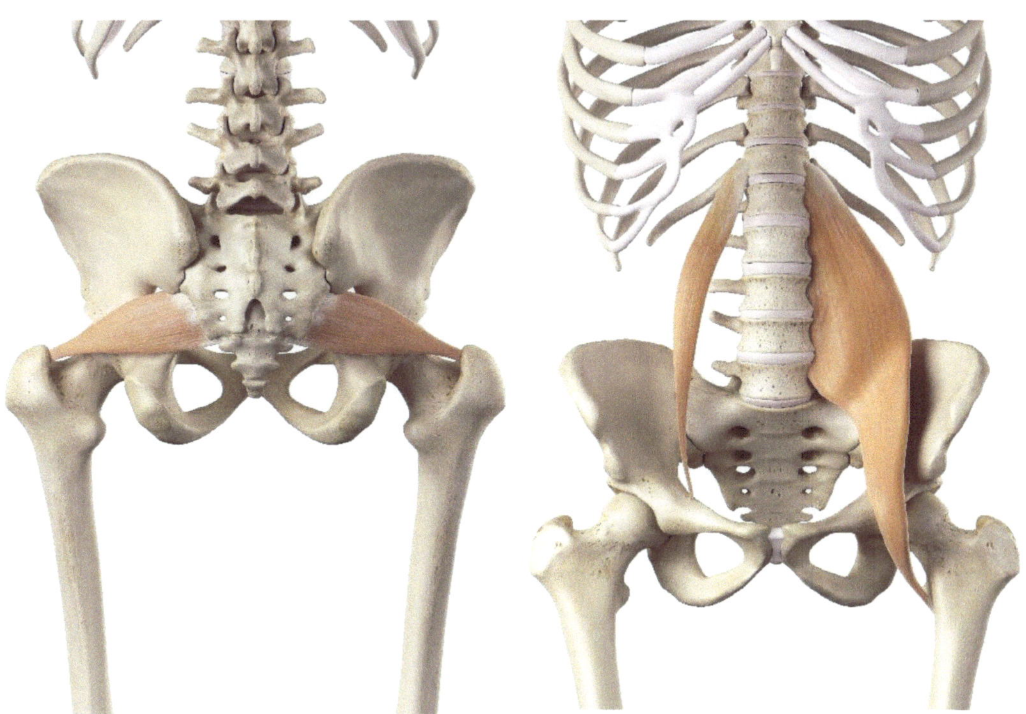

Um mehr Einblick in den Zustand auch dieser Muskeln, Ihrer Vernarbung (Fibrose) und vor allem auch mehr Einblick in die übrigen inneren Strukturen, also die Bandscheiben, die Lendenwirbel, das Kreuzbeins und das Steißbeins zu erhalten, bietet die Kernspintomografie = MagnetResonanzTomografie MRT mittlerweile die allerbesten Möglichkeiten. Ein MRT dient nicht nur dem Nachweis von Engstellen für durchziehende Nervenstränge. Vielmehr erlaubt es auch eine sehr detaillierte Beurteilung der inneren Core-Strukturen.

Also nochmal: ein gutes, spezielles MRT bietet den erfahrenen Expert*innen wesentlich mehr Informationen als nur über eventuelle Verengungen von Nervenbahnen durch einen Bandscheibenvorfall (Prolaps), eine Bandscheibenvorwölbung (Protrusion) oder eine Verengung des Rückenmarkskanals (Spinalkanalstenose).

Reizzustände und dadurch entstehende Vernarbungen in den Knochenrinden, Faszien und Muskeln sowie von Bandscheiben, von Lendenwirbelfacetten- und Iliosakralgelenken ist mittlerweile die Domäne der MagnetResonanzTomografie MRT (Kernspintomografie). Auch die Früherkennung von Rheuma und Arthrose mit narbiger Fibrosierung = Verfaserung der Core-Strukturen im inneren Rücken ist nur durch die gezielte MRT / Kernspintomografie möglich.

Die inneren Überreizungen und narbigen Veränderungen im unteren Rücken lassen sich schon viel früher und genauer als in einem erst später auffällig werdenden Röntgenbild darstellen!

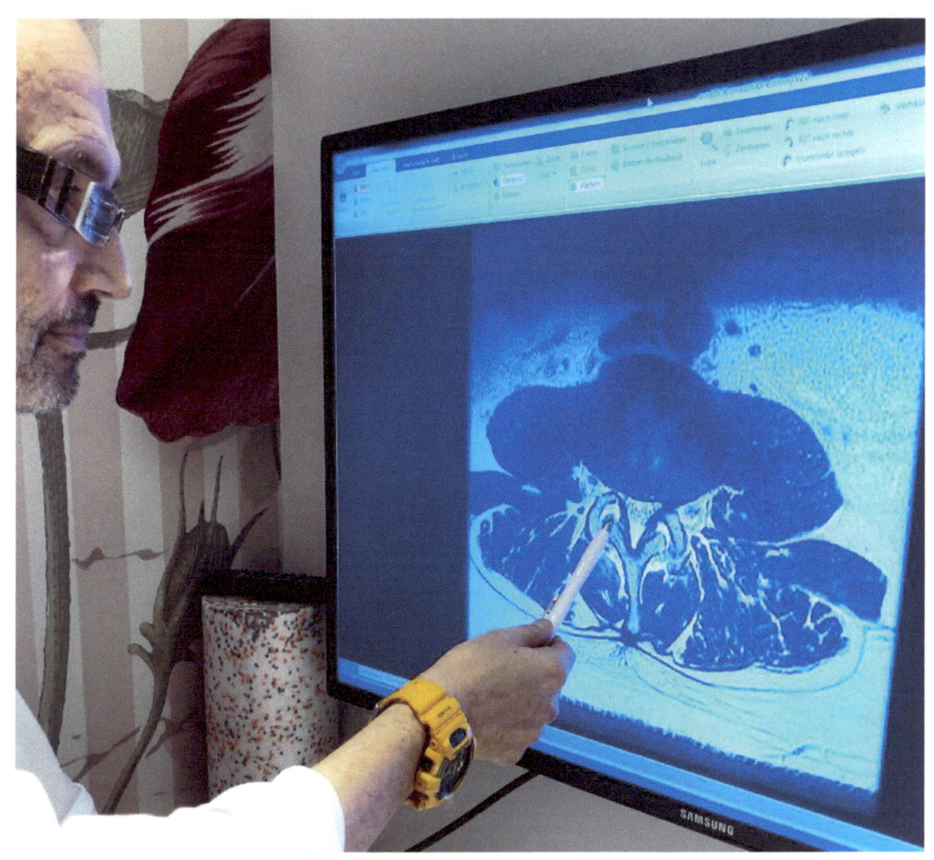

6.5. Nerven- Hormon- und Immunsystem

Eine vorzeitige Alterung von Strukturen hängt von verschiedenen Faktoren ab.

Neben der Genetik, dem adäquaten Gebrauch und Training sowie der Ernährung spielt der heutige ständige Dauer-Stress eine zentrale Rolle bei der Entwicklung von rheumatischen, fibrotisches und arthrotischen Veränderungen.

Das dauerhafte Überwiegen der Stress-Hormone sowie der fehlende Ausgleich durch den neurovegetativ dämpfenden parasympathischen Vagus-Nerv über den hyperaktiven Sympathikus führt zu einer ständigen Überreizung sowohl der tiefen Core-Faszien als auch der beiden Tiefenmuskeln Psoas und Piriformis. Das Immun- und Hormonsystem geraten aus der Balance und es kommt zu einer inneren / neurovegetativen Entzündung. Die Gewebe vernarben (fibrosieren). Ihre sensomotorischen Funktionen und ihre komplexen Interaktionen gehen zunehmend verloren.

Der Zusammenbruch von komplex biologischen Regelkreisen äußert sich in den tiefen Schmerzen, in einem immer disharmonischerem Bewegungsverhalten und in einem zunehmenden Umbau und sogar Abbau der anatomischen Strukturen. Yoga, Atemkontrolle und Streßbewältigungstherapien als wichtige ergänzende, komplementäre Maßnahmen über die rein mechanistische und pharmakologische Medizin hinaus!

6.6. Zusammenfassung: Blackbox Rücken, Hüfte und Ischias

Sport, Übungen, Pillen, Wärme, Akupunktur helfen nicht mehr?

Lassen Sie nochmals genauer nachschauen!

- Vermeiden Sie aber auf jeden Fall eine vorschnelle Entscheidung zu einer vielleicht zunehmend verstümmelnden Operation!
- Vermeiden Sie aber auch die fortgesetzte Einnahme von Ihren gesamten Organismus oft zunehmend vergiftenden Medikamenten!

- Opfern Sie aber auch nicht allzu lange allzu viel Zeit mit vielleicht sogar kontra-produktiven, nur die Symptome dämpfenden, „sanften alternativen Therapien"!
- Verschaffen Sie sich einen möglichst präzisen Einblick in Ihren unteren Rücken und in ihre Hüften, in Ihre so wichtigen inneren Strukturen und deren Funktionen!
- Erhalten Sie also einen Einblick in eine „Blackbox", ein Wissen, das Sie dann sogar ziemlich vielen Ärzten und Therapeuten voraushaben!
- Werden Sie so selbst Spezialist*in für Ihren unteren Rücken mit dem Iliosakralgelenk, dem Piriformis-Muskel und auch der Bandscheibe und den inneren Faszien!

Ständige „Dehnungen" und „Kräftigungen" ohne eine wirklich fundierte Analyse / Diagnose können riskant sein - können oft auch die eigentlichen, tieferen biostrukturellen Ursachen weiter fortschreiten lassen!

Hören Sie aber vor allem bitte noch rechtzeitig wieder auf, Ihren sensiblen Piriformismuskel fortwährend eigentätig zu malträtieren oder ihn malträtieren zu lassen!

Beheben Sie doch besser die Ursachen für Ihre ständigen Piriformiskrämpfe, Ihre schmerzhaften iliosakralen Beckenblockaden, Ihren Beckenschiefstand mit Ausstrahlungen in Ihren Ischias, vielleicht auch Ihre plötzlichen Unsicherheiten im Bein (Giving-Way-Symptomatik)!

Erwerben Sie ein etwas profunderes, notwendige Wissen, um den ISG-Spezialisten in seiner Arbeit besser verstehen und unterstützen zu können, um dann so besser bei der - hoffentlich noch möglichen – komplexen Bio-Regeneration vor allem auch des Iliosakralgelenks mitwirken zu können!

Kapitel 7: Arthrose und Rheuma

Arthrose und Rheuma müssen auch im unteren Rücken möglichst früh erkannt und entsprechend möglchst gezielt behandelt werden. Nur so lassen sich später nicht mehr zu behebende große Schäden vermeiden!

Die orthopädische Rheumatologie ist die eher anatomisch strukturell und funktionell ausgerichtete Disziplin der Rheumatologie. Durch physikalische, physiotherapeutische, sportmedizinische und chirurgische Maßnahmen versucht sie die Funktionen, also Stabilität und Mobilität zu bewahren - oder bestmöglich sogar wieder herzustellen. Anatomie, Statik/Symmetrie, Kraft und Dynamik stehen im Vordergrund.

Die „eigentliche" Rheumatologie ist - zumindest auch hier in Deutschland - eine internistische Disziplin und versteht sich als die Hauptinstanz zur möglichst frühzeitigen Erkennung und gezielten internistisch medikamentösen Therapie und deren Überwachung bei immunologisch entzündlich rheumatischen Erkrankungen. Also auch von immunreaktiven Entzündungen im Bereich des Rückens (axiale Spondarthritis samt Sakroiliitis) der Hüften (Coxitis) und der Knochenrinden (Enthesitis) und Faszien (Fibrositis/Fibromyositis/Fibromyalgie). Die Verordnung von modernen neuen in das Immungeschehen eingreifenden Medikamenten (Biologika, Biologicals) sowie der Überwachung von deren Wirkungen und Nebenwirkungen spielen hier dann die zentralen Hauptrollen. Allerdings scheinen sich die Vorgänge bei fortschreitender Arthrose/Enthesiopathie/Fibrose und Arthritis/Enthesitis/Fibrositis in mancherlei Hinsicht doch nicht allzu sehr von einander zu unterscheiden und die Pharmaindustrie ist deshalb auch hier forschend schon recht intensiv zugange.

Überreizungen der bindegewebigen Strukturen sowohl durch immunologische wie durch mechanische Faktoren verursachen Langzeitfolgen. Vernarbungen und zunehmend schmerzhafte Einschränkungen, die durch Medikamente und Dehnübungen dann aber irgendwann nicht mehr ausreichend behoben werden können. Reizzustände der Faszien werden als Fibrositis, Vernarbungen der Faszien dagegen als Fibrosen bezeichnet.

Die rechtzeitige Erkennung solcher Vorgänge und geeignete Maßnahmen zur Verhinderung bleibender struktureller Schäden sind also vor allem die Hauptaufgaben der Rheumatologie, die sich nun allerdings nicht nur auf weitere pharmazeutische Biologicals fokussieren sollte, sondern sich nun zunehmend auch mit der rasant wachsenden Regenerationsmedizin (Orthobiology) auseinandersetzen muss.

Deshalb nochmals: in einem guten, speziellen Kernspin MRT lassen sich auch frühe immunreaktive Veränderungen und ihr weiterer Verlauf wesentlich früher, besser und detaillierter als in einem Röntgenbild nachweisen!

Bei einem MRT-Auftrag sollte bei chronischen, als anhaltenden Schmerzen im unteren Rücken rechtzeitig - über einen Bandscheibenvorfall und über eine Spinalkanalstenose hinaus - auch eine möglichst differenzierte rheumatologische Strukturanalyse sowohl von Entzündungen (-itis) wie auch von Entzündungsfolgen (-ose) erfolgen!

Nur so kann dann noch rechtzeitig sehr gezielt eingegriffen werden, können auch gezielte entsprechende Eingriffe / Interventionen das Fortschreiten der Vernarbung / Fibrosierung oft verhindern helfen!

Zerstörende Prozess von Arthrose und Rheuma im unteren Rücken also möglichst rechtzeitig erkennen und auch mittels neuer alternativer Therapien rechtzeitig beheben!

Kapitel 8: Schmerz- Unterdrückung oder Bioregeneration?

Reizzustände der Knochenrinden und der verbindenden Faszien rund um das Kreuzbein, das Steißbein und die beiden Darmbeine, also der Iliosakralgelenke, möglichst rechtzeitig erkennen, diese inneren Gewebe sollten also noch vor Eintritt ihrer schon weit fortgeschrittenen Vernarbung und vielleicht sogar schon einer Verknöcherung identifizieren!

Wenn durch Schmerzmittel diese schmerzhaften Prozesse allerdings nicht mehr wahrgenommen werden, wenn deren Symptome einfach unterdrückt werden und wenn durch Übungen versucht wird, die Reaktion der umgebenden Muskelketten einfach zu ignorieren, dann ist irgendwann der „point-of-no-return" erreicht, ist der innere definitive Gewebstod bereits irreversibel eingetreten.

Da dieser Entzündungs- und Vernarbungs-Prozess jedoch oft auch zur Irritation und schließlich auch zur Kompression von Nerven führt, ruft das immer häufiger schon recht früh weitere Spezialisten mit auf den Plan:

Dann schlägt oft die Stunde der Neurochirurgie mit einer Folge von immer mehr eingreifenden Nervenverödungen und chirurgischen neurodekompressiven Operationen.

Aber auch die Stunde der Anästhesiologie und der Speziellen Schmerztherapie von schmerztherapeutischen medikamentösen, physiotherapeutischen und psychologischen Schmerztherapien.

Halb verstümmelt, halb vergiftet und ziemlich depressiv suchen sehr viele dieser „Chronischen Rückenpatienten" schließlich zu immer neue alternativmedizinische Versprechungen auf Youtube & Co.

Die Zermürbung durch die Dauerschmerzen, das Schwanken zwischen der oft riesengroßen Hoffnung und der gleichzeitigen Furcht vor einer erneuten Enttäuschung ist bei diesen Menschen dann oft schon bei der Anmeldung zu einer ärztlichen Vorstellung unverkennbar.

Die ärztliche Aufgabe: noch vorhandene Potentiale zu analysieren, noch mögliche Optionen zu überprüfen und schonend, aber auch ehrlich, zu beraten. Oft frustrierend!

Die Schmerztherapie hat natürlich auch sehr große Fortschritte zu verzeichnen. Doch macht es eben einen Unterschied, ob Schmerzen zum Beispiel durch eine frische Verletzung, einen kurz zurückliegenden chirurgischen Eingriff, durch ein Krebsleiden, ein neurologisches Leiden oder vielleicht durch einen rheumatischen Reizzustand von wichtigen Strukturen im unteren Rücken und in der Hüfte verursacht werden.

Natürlich führen ständige Selbstüberforderungen und seelische Konflikte häufig auch zu schmerzhaften Verkrampfungen der Muskulatur und zu Verhärtungen der inneren Faszien.

Vielen wird aber ein großes Unrecht angetan, wenn ihre Schmerzen im unteren Rücken, im Bereich der Hüfte und im Ischias von Anfang an ständig nur mit Medikamenten unterdrückt sowie ständig nur aus der psychologischen Ecke heraus bewertet werden.

Schmerztherapien haben die Unterdrückung der Schmerzwahrnehmung, die Ausblendung der Schmerzreize mit Medikamenten, Psychologie und oft auch mittels Nervenblockaden zum Ziel. Bereits früher gemachte Erfahrungen mit solchen schmerztherapeutischen Methoden, vor allem auch mit den letztgenannten, machen es mittlerweile zunehmend schwerer, den Verzweifelten noch eine bioregenerative Strategie zu vermitteln.

Bioregeneration durch gezielte Interventionen der jetzt immer mehr erforschten modernen biologischen Regenerationsmedizin könnte helfen, so manche den Rücken versteifende und verstümmelnde Operation sowie so manchen den Organismus und die Befindlichkeit zunehmend vergiftenden Medikamenten-Cocktail zu vermeiden.

Den Schmerzreiz aus dem Rücken in das Gehirn leitende Nerven zu veröden, die Wahrnehmung des Schmerzreizes im Gehirn durch Medikamente zu unterdrücken oder die Produktion von Entzündungsstoffen im Körper durch Medikamente zu unterbinden ist natürlich auch eine Option.

Die Auswirkungen der inneren Gewebsreizungen auf die umgebenden Muskelketten durch Übungen zu mildern, ist eine weitere Option. Eine Strategie, die aber eigentlich aber auch erst dann gewählt werden sollte, wenn eine auf die inneren Ursachen gerichtete gezielte Bio-Regeneration keine ausreichende Wirkung mehr zeigt.

Kapitel 9: Physiotherapie, Osteopathie, Yoga, Pilates, etc.

Natürlich wäre Physiotherapie die medizinische Disziplin zur bestmöglichen Wiederherstellung physiologischer Funktionen des Körpers. Die Physiotherapie befindet sich allerdings seit Jahren in einem tief

greifenden Prozess der Neuorientierung. Verschiedene Fachgesellschaften tragen ihre Rivalitäten auf dem Rücken (!) der Therapeut*innen und natürlich auch der Patient*innen aus.

Die ursprünglich aus den USA stammende und dort völlig anders aufgestellte akademische Osteopathie ist hierzulande ein kontrovers diskutiertes Thema. Vor allem lassen sich die Gesundheitssysteme der USA und Europas einschließlich Deutschlands auch wohl kaum miteinander vergleichen. Yoga, Pilates und viele weitere alternativmedizinische Disziplinen wie die Meridianlehre etc. sind weitere alternative Angebote bei Rückenschmerzen und Ischialgien. Wer heute im Internet nach Iliosakralgelenk, Piriformis, Ischias, Bandscheibe, Rücken sucht, findet sich schnell in einem Gewirr von oft auch widersprüchlichen Meinungen und Ratschlägen wieder, deren einzige Übereinstimmung die Unzufriedenheit mit der aktuellen Schulmedizin und der verständlichen Ablehnung von ständiger schulmedizinischer Pharmazie und von ständig drohender schulmedizinischer Chirurgie ist.

In die internen Machtkämpfe der die schulmedizinischen, kassengängigen lehrenden Methoden oft konkurrierenden Verbände sollte man aber wohl besser nicht hineinblicken. Den vielleicht aber daran doch mehr Interessierten sei ein etwas zwar schwer verdauliches, aber erhellendes Büchlein von Frau Anna Zwerenz empfohlen: Kritik an der Physiotherapie - Let`s talk about Zertifikate abschaffen

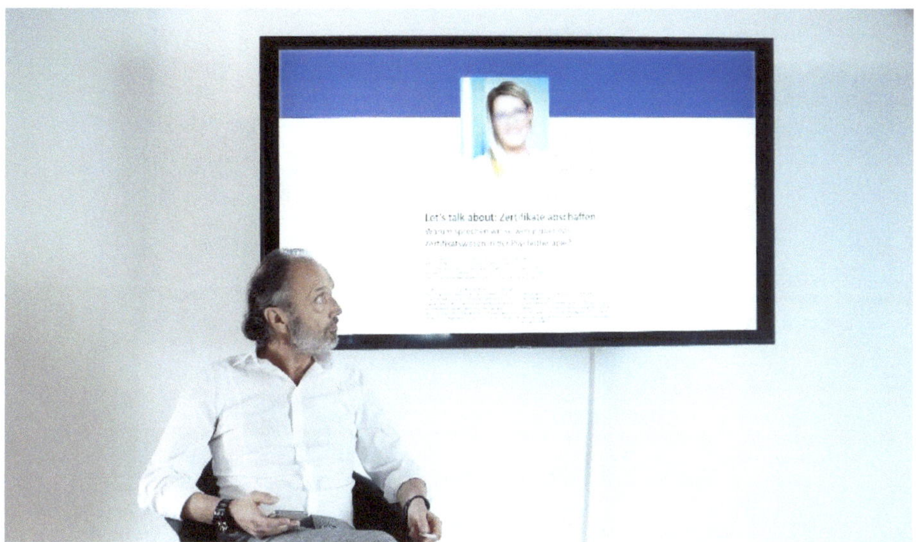

Sicher hätte „die Physiotherapie" bei Rücken & Ischias noch einiges an ungenutztem Potential weiter zu entwickeln - doch nicht immer ist „die Physiotherapie" die alleinige zielführende Option. Wenn Serien an Krankengymnastik, Manueller Medizin, Osteopathie, etc. nicht den gewünschten Erfolg zeigen, sollte den Patientinnen und Patienten aber zumindest gestattet werden, auch nach neuen Wegen über YouTubes, Selbsthilferatgebern, Hartschaumrollen und Physio-Tapes etc. hinaus zu suchen.

Kapitel 10:
Neue therapeutische Wege

10.1.Sensomotorische 4D-Regeneration

Die Steuerung, Koordination und Kontrolle von Bewegungen ist ein äußerst komplexer Vorgang. Seit die

Faszien genauer erforscht werden wissen wir, dass sich in ihnen auch viele unterschiedliche sehr differenzierte Sensoren befinden. Gesunde Faszien können unterschiedliche Spannungszustände koordinieren und bilden ein einheitliches System der inneren Körperwahrnehmung und -kontrolle.

Ständiger Stress und andauernde Fehlhaltung führen zu Verhärtungen, Vernarbungen, Fibrosen.

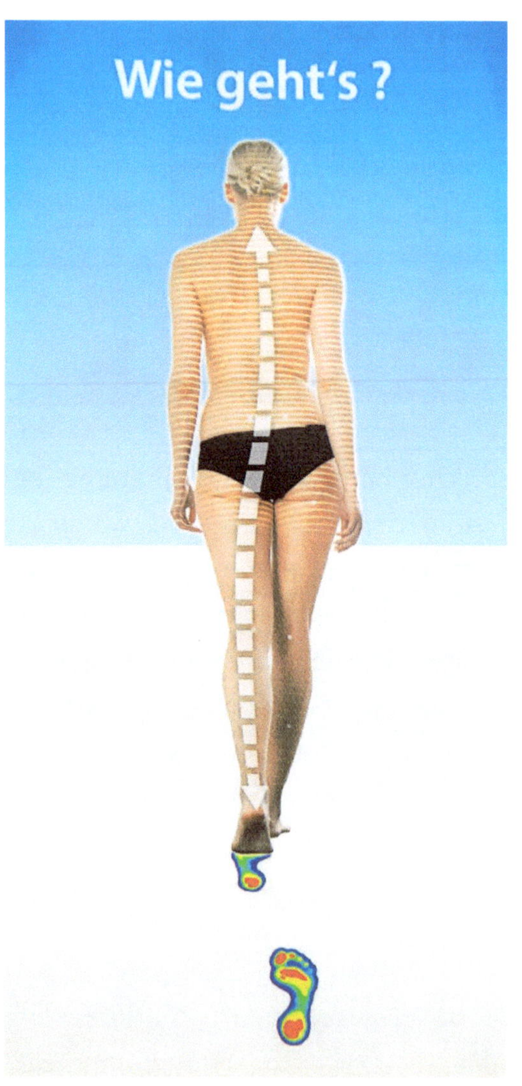

Alle sensomotorischen Verkettungen der Bindegewebszüge durch den gesamten Körper können durch solche Fibrosen/Vernarbungen vor allem von besonders zentral koordinierenden Faszien zunehmend gestört werden. So eben auch die komplizierten Verkettungen von Muskeln und Faszien von der Fußsohle über das Bein in das Becken bis in das Kreuzbein mit der Wirbelsäule und von hier aus wieder bis in den Nacken, den Kopf, die Schultern und Arme.

Über die Core-Faszien rund um das Kreuzbein, das Steißbein, aber auch den Lendenwirbel und die Bandscheibe ist die Wirbelsäule zwischen den beiden Beckenschaufeln/ Darmbeine eingefügt. Über solche zwar sehr feste, aber auch sensibel elastisch reagierende Binde-Gewebe mit verschiedenen Rezeptoren werden alle Bewegungen und Spannungen zwischen der Fußsohle bis in die Basis des Kopfes koordiniert.

Durch die heutige Lebensweise mit viel Stress, insgesamt zu wenig Bewegung und zu vielem angespanntem Sitzen leiden diese Faszien, fibrosieren/vernarben und können die von hier aus kontrollierten Strukturen häufig nicht mehr wirklich gut koordinieren. Es kommt zu einer zunehmenden strukturellen und auch funktionellen Störung der harmonischen Sensomotorik.

Durch biologische Stimulation zum Beispiel mit PRP aus dem Eigenblut und einem gezielten Training sollten vor allem auch die Core-Strukturen wieder bestmöglich regeneriert werden könnte.

Die sensomotorische 4D-Regeneration bietet für viele Patienten und Patientinnen eine oft erstaunlich lange bestehende Option zur natürlichen Regeneration der Funktionen der Faszien in der ilio-sakralen Knochenspalte, also des Ilio-Sakral-Gelenks ISG.

Bei der sensomotorischen 4D-Analyse wird mittels einer Kamera das 3-dimensionale Bewegungsverhalten des Beckens und der Wirbelsäule digital erfasst. Verklebungen und Blockaden können objektiviert werden. Zusätzlich wird auf einer Fußdruck-Messplatte das Abroll- und Abstoßverhalten digital aufgezeichnet. Die gesamte von der Fußsohle aus gesteuerte Geh-Dynamik, das Bewegungsverhalten des Beckens und der Wirbelsäule bis in den Nacken hinauf kann exakt erfasst und visualisiert werden.

Das Ergebnis der dann noch durch weitere Tests ergänzten sensomotorischen Analyse wird dann zu einem speziellen sensomotorisches 4D-Trainingsprogramm umgesetzt. Die sensomotorische 4D-Regeneration soll das komplexe System der Faszien und Muskeln wieder in eine möglichst harmonische, koordinierte Verfassung bringen.

10.2. PRP = Plättchen-Reiches Plasma

Blutplättchen = Thrombozyten werden im Knochenmark von sehr großen Spezial-Zellen, den Megakaryozyten, ständig in großer Zahl produziert. Sie fließen mit dem übrigen Blut, also dem Blutwasser = Plasma mit den darin gelösten Substanzen und den übrigen Blutzellen im Gefäßsystem durch sämtliche Gewebe. Die Aufgabe der Thrombozyten besteht darin, bindegewebige Strukturen zum Beispiel auch nach Verletzungen zu regenerieren.

In der Sportmedizin ist die Anwendung von PRP zur schnelleren Regeneration von Sportverletzungen schon lange eine – erlaubte – Therapie. Ausgehend von hier wurden dann aber auch Verschleißvorgänge zum Beispiel im Kniegelenk, an der Achillessehne und so weiter immer häufiger angewendet. In den USA, in Kanada, Südamerika, Asien, Frankreich, England, der Schweiz und den Mittelmeerländern ist die Orthobiology, die biologische orthopädische Regenerationsmedizin, schon wesentlich weiter als bei uns. Trotzdem: PRP aus dem Eigenblut findet auch bei uns immer mehr Verwendung.

Ich werde deshalb in weiteren Büchern noch wesentlich mehr auf die Details, auf die Indikationen und die Praxis von gezielter Regenerationsmedizin bei „Rücken und Ischias" mit PRP aus dem Eigenblut, eingehen.

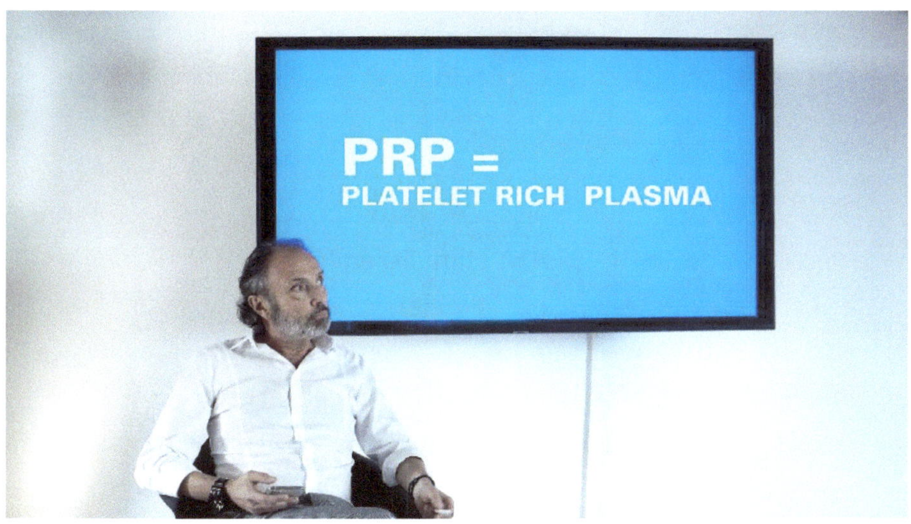

Doch schon hier einige wichtige Fakten vorweg:

Damit die Blutplättchen überhaupt eine Wirkung erzielen können, muss natürlich klar sein, wo und wie dieses Konzentrat aus frisch gewonnenem Blut eingebracht/infiltriert überhaupt werden sollte.

Unabdingbare Voraussetzung hierzu bildet die vorausgehende spezielle Analyse der inneren Strukturen rund um das Iliosakralgelenk

einschließlich eines MRTs und vor allem auch die vorausgehende gezielte mittels Bildgebung dokumentierte Testinfiltration.

Diese Testinfiltrationen sind vielen Patientinnen und Patienten mit
Rücken & Ischias durch verschiedene eher ungute Vorerfahrungen
mit „Spritzen" oft sehr schwer zu vermitteln. Aber nur durch sie ist
der mögliche Erfolg einer möglichst gezielten PRP-Therapie ab-
schätzbar.

Für die PRP-Infiltrationen wird jedes Mal eine kleine Menge Blut aus
der Armvene frisch abgenommen und dann in einem Spezialverfah-
ren aufbereitet. Das so aktivierte Blut enthält dann keine roten Blut-
körperchen mehr. Es ist ein Konzentrat aus Blutplasma und Blutplättchen.

Diese aktivierten Blutplättchen (Thrombozyten) müssen dann also
möglichst gezielt in die zu stimulierenden / regenerierenden, Gewebe eingebracht werden. In vielen Fällen von „RÜCKEN" vor allem
also in die zu regenerierenden Faszien rund um das Iliosakralgelenk
und auch den fünften Lendenwirbel eingebracht werden. Die exakte
Lokalisation erfolgt über einen „Bildwandler" und wird mittels eines
Bildes bleibend dokumentiert. In der Regel sind es zunächst 3 solche
Infiltrationstermine in individuellen Zeitabständen.

Eine solche Bioregeneration mittels PRP in die Faszien und auch
nahe an die Knochenrinden kann sehr gut mit der sensomotorischen
4D-Regenerationsmethode kombiniert werden. Die Methoden er-
gänzen sich sogar wunderbar:

- die Faszien können sich durch die eingebrachten Blutplättchen
  in ihrer Struktur und Vitalität wieder regenerativ verbessern,

- die sensomotorischen Zellsysteme in den ISG-Faszien und ihren Knochenrinden rund um das Kreuzbein durch das 4D-Trai-
ning ihren komplexen biologischen Aufgaben wieder gerecht
werden.

10.3. Stoßwellentherapie ESWT

Die medizinische Anwendung von hochenergetischen physikalischen Stoßimpulsen begann mit der Zertrümmerung von Nieren-
steinen. Es hat sich dann herausgestellt, dass sich mit solchen intensiven Stoßwellen auch schlecht heilende Knochenbrüche schnell
doch noch heilen ließen. Auch schlecht heilende Wunden sind solchen intensiven Impulsen gut zugänglich, lassen sich mit den Stoßwellen oft erstaunlich schnell wieder verschließen.

Aus der Sportmedizin bekam die ESWT oder Extrakorporal-Shock-
Wave-Therapy / extrakorporelle Stoßwellentherapie dann ihre
Hauptimpulse. Muskelhärten, Achillessehnenschäden, Schäden aller
möglicher Sehnen und Kapseln sowie der Fersensporn sind mittlerweile die Domänen der sportärztlichen ESWT.

Man unterscheidet eine hochenergetische und eine niederenergeti-
sche ESWT. Die hochenergetische ist mit höheren Kosten und mit
höheren Risiken von unerwünschten Komplikationen verbunden. Sie
ist eine teure Anschaffung für den Arzt, sie bedarf einer aufwändige-
ren Durchführung und sie ist für die Patientin oder den Patienten
deutlich schmerzhafter - und teurer. Trotzdem ist die auch Kombi-
nation der beiden Stoßwellentherapiemöglichkeiten gerade bei der
Therapie des unteren Rückens mit dem ISG, dem Piriformis und den
myofaszialen sensomotorischen Verkettungen bis in die

Achillessehne und dann in die plantare Fußsohlenfaszie oft von größtem Wert.

Vor einer Dauereinnahme von mehr-oder-weniger fast vergiftenden Pillen, vor einer andauernden Zeit- und vielleicht auch Geld raubenden nicht wirklich nachhaltigen Übungsbehandlung und vor der Durchführung einer mehr-oder-weniger definitiv verstümmelnden chirurgischen OP ist die komplexe Therapie der iliosakralen Lumbo-ischialgie mittels 4D, PRP und ESWT sicher auch noch eine zu erwägende Option. Natürlich nach vorausgegangener entsprechender Analyse - einschließlich einer positiven Testinfiltration!

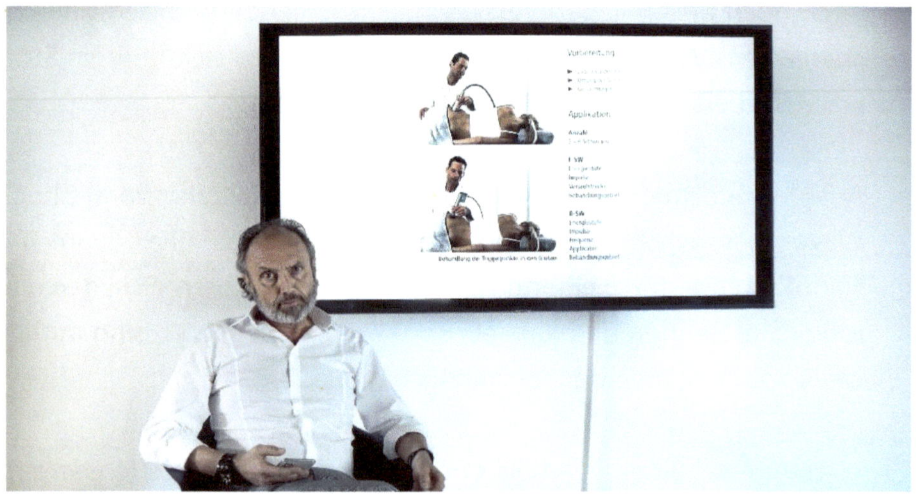

10.4.Botox, Gold, Blutegel, etc.

Botox und weitere Botulinum-Toxine werden bei chronischen Schmerzen durch spastische Muskeln zunehmend auch in der Schmerztherapie gezielt eingesetzt. Beim Piriformis-Syndrom mit einem spastisch hyperaktiven Piriformis-Muskel und dadurch vermehrtem Druck auf den Ischias-Nerven finden deshalb CTgesteuerte Therapien mit Botulinum-Toxinen immer mehr Verbreitung. Die Dosis des Botulinumtoxins muss wegen der Bildung von Antikörpern nicht selten immer mehr gesteigert werden. Auch verliert der Piriformis durch das Botulinumtoxin dann zunehmend auch seine so wichtige sensomotorisch koordinative Reagibilität, die für das harmonische Gehen aber doch von sehr großer Bedeutung ist. Die gezielte Implantation von kleinen Goldelementen in das überreizte Bindegewebe um die Wirbelgelenke, das Kreuzdarmbeingelenk und auch um andere Gelenke des Körpers ist eine alternative Option, die ja auch in der Veterinärmedizin bei Arthrose/Arthritis angewendet wird. Gold und die von ihm wohl ausgelösten feingeweblichen histologischen Prozesse spielten übrigens bis vor nicht allzu langer Zeit ja eine bedeutsame Rolle auch in der schulmedizinischen Rheumatherapie.

Medizinische Blutegel gehören - wie das medizinische Schröpfen - zu den so genannten ausleitenden Therapien und finden bei schmerzhaften Gewebsprozessen in der Alternativ- und Komplementärmedizin immer noch eine wichtige Rolle.

Auch die reflextherapeutische Quaddelungen und Infiltrationen mit naturheilkundlichen Präparaten kann wie die Akupunktur und Moxibustion mitunter noch erstaunlich positive Effekte zeigen.

Kapitel 11:
Oder doch eine Operation?

Nicht jede Operation muss immer und unbedingt vermieden werden! Die Entscheidung zu einer Operation sollte aber immer sehr sorgfältig geprüft werden. Ganz im Vordergrund stehen Operationen wenn ein Nerv oder sogar der gesamte Rückenmarksstrang so stark abgedrückt werden, dass es zu besonders schwerwiegenden Ausfällen von Nervenfunktionen und damit auch von Körperfunktionen kommt.

Die früher überall und heute noch vielerorts üblichen chirurgischen Eingriffe zur Befreiung von Nerven erfolgten mittels aber mittels Schnittführungen durch wertvolle Gewebe und Strukturen. Und diese durchtrennten Strukturen verheilten oft mit ausgeprägtem Narben. Oft schlimme Narben sowohl in der tiefen Muskulatur wie auch in den feinen Rückenmarkshäuten.

Das so genannte Postnukleotomiesyndrom war und ist eine gefürchtete, gar nicht so seltene Folge nach einer klassischen Bandscheiben-OP. Sowohl die Narben wie auch die damals übliche Ausräumung des Zwischenwirbelfaches zogen weitere Folge-Eingriffe nach sich.

Die oft entstehende Instabilität und Fehlbeweglichkeit der Wirbel wurde später durch Wirbelversteifungen (Spondylodesen mit Schrauben, Platten, Cages) zu korrigieren versucht. Da ein so versteifter Wirbelsäulenabschnitt dann den gesamten Verlauf der Wirbelkette, vor allem aber auch die direkt angrenzenden Wirbel, massiv überforderte, kam es häufig zu einer unheilvollen weiteren Entwicklung.

Es entstand immer häufiger das so genannte Failed-Back-Surgery-Syndrom FBSS. Dieses FBSS ist kaum noch wirklich befriedigend zu lindern, geschweige denn zu heilen.

Seit wenigen Jahren sind aber auch an der Wirbelsäule perkutan endoskopisch minimalinvasiv schonende Eingriffe möglich. Wie vor 20 Jahren die offene, große Gelenk-Chirurgie von der Arthroskopie abgelöst wurde, ersetzt mittlerweile die perkutan endoskopische Wirbelsäulen-Chirurgie zunehmend die alten Techniken.

Kapitel 12: Die perkutan endoskopische Spinalchirurgie und die Spiegelung des Rückenmarkskanals

Eine noch sehr neue Möglichkeit zur Beurteilung der Strukturen des Rückenmarkskanals ist die Spiegelung des Rückenmarkkanals mittels der Epiduroskopie. Die Beurteilung eines Bandscheibenvorfalls, der Wirbelgelenke und der bindegewebigen Auskleidung des Spinalkanals erlaubt heute zusammen mit der perkutan endoskopischen minimalinvasiven Spinalchirurgie viele neue Maßnahmen, die bis vor kurzen noch völlig unmöglich erschienen.

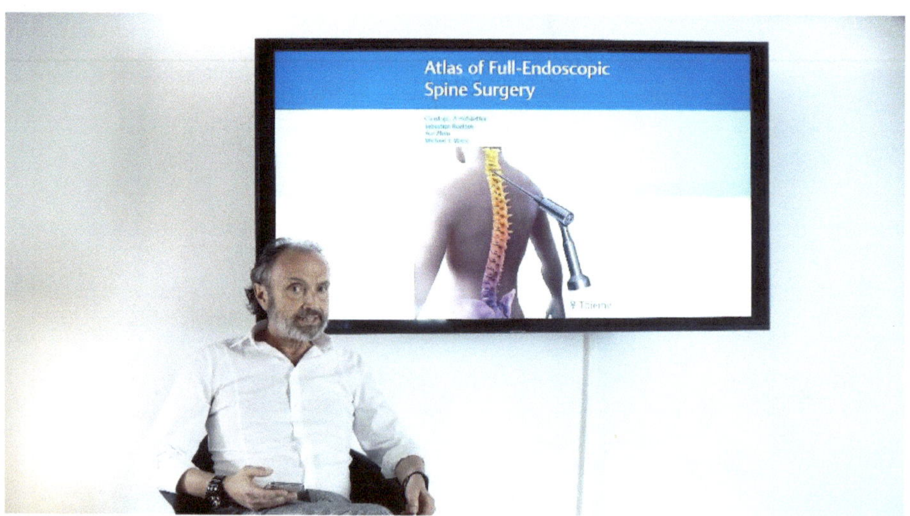

Kapitel 13: FBSS

Failed-Back-Surgery-Syndrom = Anhaltende Schmerzen trotz Operation

Die wachsende Zahl von FBSS ist für die wachsenden Widerstände gegen die herkömmlichen Operationen im unteren Rücken verantwortlich! Wenn dann aber eine mitunter zweifelhafte Indikation zu einem Eingriff auch noch mit den sehr massiven Gewebsschäden, durch heute allmählich sich im Rückzug befindliche chirurgische Zugangswege kombiniert war, war der weitere Leidensweg meist irreversibel festgelegt.

Die Indikationen und die Techniken werden zwar zunehmend optimiert. Den bereits „gescheiterten" FBSS-Patientinnen und FBSS Patienten muss aber selbstverständlich auch noch bestmöglich geholfen werden!

Deshalb werden mittlerweile auch immer schonendere elektrotherapeutische Neuromodulations-/Neurostimulationstherapien in besonders spezialisierten Zentren angeboten: mittels minimalinvasiver Techniken können kleine filigrane Sonden gezielt im Rückenmarkskanals platziert werden und von hier aus möglichst kleinen Impulsgebern eine dosierte elektrophysiologische Wirkung im Rückenmarkskanal entfalten.

Kapitel 14: Erfahrungsbericht Frau Annette D.

Annette D., Ende 40:

Frau Annette D., Jahrgang 1968, hatte sich schon früher immer wieder chirotherapeutisch beim Hausarzt und beim Orthopäden „das ISG einrenken lassen". Jetzt im Homeoffice hatte sich die Situation wieder stark verschlimmert. Sie konnte sich morgens nur unter Schmerzen aufrichten. Ihre Schmerzen begannen tief im unteren Rücken, zogen über den linken Po, die linke Hüfte bis ins linke Bein. Ibuprofen, Chirotherapie und Osteopathie halfen nur noch in immer kürzeren Abständen und geringerem Ausmaß. Die Situation verschlimmerte sich immer mehr und ihr Orthopäde hatte schließlich ein MRT der Lendenwirbelsäule veranlasst.

Der Radiologe meinte, dass Ihre beiden untersten Bandscheiben am Übergang zum Kreuzbein bereits „etwas nach hinten zur linken Seite verrutscht" seien. Der Orthopäde warnte „bloß keine OP!" und verschrieb Ihr nochmals Physiotherapie zur Stärkung der Rückenmuskeln.

Die Termine waren vorüber, die Schmerzen aber immer noch da. Nun meinte ihr Orthopäde, dass es vielleicht doch besser sei, den Neurochirurgen mit hinzuzuziehen.

Eine gute Freundin von Frau D. hatte aber in einer TV-Zeitschrift einen Artikel über das Iliosakralgelenk und das Piriformis-Syndrom gelesen: Ischiasschmerzen könnten wohl auch durch den Druck von einem der kleinen Muskeln, die im Po unter dem großen

Gesäßmuskel Glutaeus maximus verlaufen, verursacht sein. Der Piriformismuskel verlaufe vom Kreuzbein über das Kreuzdarmbein-/Iliosakralgelenk zur Hüfte. Und mit im ziehe auch der sehr dicke Nervenstamm des Ischias durch dieselbe Lücke im Becken. Frau B. solle doch vor dem Neurochirurgen nochmals mit der Physiotherapeutin über den Piriformis reden.

Die Physiotherapeutin erklärte, dass sie diesen Muskel doch immer wieder gedehnt und durch äußeren Druck entspannt habe. Die Faszienrolle und auch der Faszienball müsse Frau D. zusammen mit den gezeigten Übungen eben auch in eigener Regie weiter anwenden. Natürlich könne gegen Aufpreis auch eine zusätzliche Therapie mit einem speziellen Taping und auch spezieller Osteopathie erfolgen.

Frau D. suchte im Internet Hilfe bei „Dr. Google". Über die Suchanfragen zu Ischias & Piriformis-Muskel fand Sie auch auf meine Webseite und wollte von mir eine zweite Meinung - und natürlich auch eine möglichst baldige Hilfe.

Ihre Befunde waren dann recht eindeutig:

Die Beweglichkeitsprüfung der Hüft- und der Iliosakralgelenke zeigte eine schmerzhafte Einschränkung vor allem durch das linke ISG mit Druckschmerz im linken Po. Die Haut war hier durch die früheren Maßnahmen schon sehr strapaziert. Hier waren der Piriformis und auch die vom Kreuzbein zum Sitzbeinhöcker ziehende Faszie (das sakrotuberale Band) sehr druckempfindlich.

Im MRT waren die beiden letzten Bandscheiben L4/L5 und L5/S1 schon etwas eingetrocknet, die Wirbelfacettengelenke schon etwas verdickt und leicht gereizt, aber es bestand keine wirkliche

Einengung von Nervenkanälen. Die kleinen Multifidimuskeln waren ziemlich narbig. Diese Vernarbung und eine leichte Reizung der Knochenrinde zeigte sich auch im Iliosakralgelenk ISG: vor allem da, wo links das sakrotuberale Band und der Piriformis-Muskel ihren Ursprung nehmen.

Ich erklärte Frau D. diese Bildbefunde am PC-Screen. Diese Konstellation ist beim ISG- und Piriformis-Syndrom nicht selten zu finden. Der dann gereizte Piriformis ist dann hyperaktiv hart und drückt auf den Ischias-Nerven. Das fortwährende Drücken und Dehnen hatten das Problem eher chronisch werden lassen.

Um diesen Befund und Verdacht zu bestätigen, erklärte ich Frau D. natürlich auch den nächsten Schritt: die Durchführung einer bildgesteuerten dokumentierten gezielten Einbringung von einer geringen Dosis eines mikrokristallinen speziellen Kortisonpräparates zusammen mit dem Neuraltherapeutikum Lidocain:

Die sich hier an dieser Stelle langsam auflösenden und so auch nur örtlich einwirkenden entzündungshemmenden Kristalle sollen das ISG, seine Faszie und damit auch den ständig überaktiven Piriformis-Muskel wieder zur Ruhe bringen.

Wenn das über einen Zeitraum von etwa 3 Wochen gelänge, wenn dann auch die Ausstrahlungen über die Hüfte in das Bein nachlassen würde, wäre die Diagnose ISG- und Piriformissyndrom definitiv gesichert. Und erst dann könnten wir über weitere gezielte Maßnahmen reden. Ich informierte über die Risiken und Nebenwirkungen. Die erste Reaktion von Frau D. war verhalten: Spritze? Kortison? Aber der Leidensdruck war groß. Eine weitere Chronifizierung, weitere Pillen und Übungen waren nicht in ihrem Sinne.

Frau D. meldete sich nach 3 Wochen wieder: es sei zwar sehr gut gewesen, aber der Effekt lasse bereits wieder etwas nach! Trotzdem war die Diagnose jetzt gesichert und weitere Optionen zu klären:

- Bioregeneration der Strukturen und Funktionen oder
- die schnelle Lösung mittels einer Nervenverödung oder
- die chirurgische Versteifung des Iliosakralgelenks?

Frau D. wollte ihrem Iliosakralgelenk nochmals die Chance auf eine Bioregeneration einräumen.

Da sie gesetzlich versichert war, würde sie die Kosten dafür selbst tragen müssen. Die chirurgischen Optionen würden aufgrund der bislang nicht wirklich hilfreichen Therapien von der Kasse bezahlt werden:
SI-Arthrolyse, SI-Neuromodulation und SI-Arthrodese unter stationären Bedingungen.

Trotzdem wünschte Frau D. die „biologische Option". Die Eingriffe könnten ja immer noch später in Angriff genommen werden.

Es erfolgte die dreimalige gezielte PRP-Infiltration und die sensomotorische 4D-Analyse mit der Anleitung zur eigentätigen Rekonditionierung.

Nach etwa einem Vierteljahr erschien Frau D. wie vereinbart zur Kontrolle.
Sie war glücklich, Ihre Schmerzen waren weitgehend abgeklungen! Ihr Gangbild und ihr ganzes Bewegungsverhalten waren wieder völlig unverkrampft und locker. Wir besprachen noch ein paar Ergänzungen und ich vermerkte „Wiedervorstellung bei Bedarf".

Kapitel 15: Zusammenfassung

Die Mehrzahl von „Rücken, Hüfte & Ischias" ist zwar auf zu vieles Sitzen, auf zu viel Stress und auf die meist mangelnde ausgleichende Bewegung zurückzuführen.

Irgendwann gewinnen jedoch histologisch feingewebliche biostrukturelle Veränderungen und daraus entstehende biofunktionelle Störungen der inneren Kern-/Corestrukturen tief im unteren Rücken zwischen den Hüften immer mehr an Bedeutung.

Muskeln verkrampfen und schrumpfen nicht nur durch „Langeweile" - sondern reagieren auch auf innere, deutlich schwerer zu identifizierende strukturelle Irritationsprozesse.

Übungen allein zur Kräftigung, Dehnung und Entspannung sollten deshalb bei länger dauerndem schmerzhaftem Verlauf nochmals möglichst rechtzeitig sehr kritisch hinterfragt werden.

Eine individuelle Analyse der Kernstrukturen rund um das Kreuzbein als der „Wurzel" der Wirbelsäule und des Oberkörpers zwischen den Hüftgelenken und Beinen muss aber noch möglichst rechtzeitig erfolgen:

- Ständige Schmerzunterdrückung ist zwar eine häufig angewendete Option,
- Bioregeneration mittlerweile zunehmend auch eine nie zu vernachlässigende Option,
- nicht zu wissen, was-wo-warum Rückenschmerzen verursacht, ist aber absolut keine Option.

Kapitel 16: Philosophische Nachbetrachtung

Das Wichtigste und Kostbarste, was der Mensch besitzt, ist sein Körper. Er hat ihn auch für seine seelische und geistige Entwicklung nötig.

Dieser Körper wird jedoch oft vernachlässigt und der Mensch vergisst, ihm das zu geben, was ihm nützt.

Erst wenn Schmerzen auftreten, oder eine andere Schädigung eintritt, achtet er wieder auf seinen Körper und setzt sich damit auseinander.

Schmerzen sind deshalb auch immer eine Möglichkeit, zu lernen und derzeitiges Tun zu überprüfen, ob dieses wirklich dem Körper nutzt - oder ob man damit seinen Körper schädigt, vielleicht sogar sein Leben verkürzt.

Wem es an Wissen mangelt, sollte eine Ärztin oder einen Arzt aufsuchen, die/der in erster Linie wahres Wissen besitzt über die grundlegenden Zusammenhänge, die einen Körper gesund erhalten oder wie die eigene Gesundheit wieder hergestellt wird.

Insofern sollte die Ärztin oder der Arzt auch gesetzmäßige Zusammenhänge erklären, die wahren Ursachen erkennen und vor allem Irrlehren bekämpfen, die auch in der Medizin nicht selten Verbreitung finden.

Die derzeitige Medizin bedarf dringend einer Erneuerung, weg von doktrinärem Denken und hin zu einem besseren Verstehen und Nutzen der natürlichen Gesetzmäßigkeiten.

Dieses Buch kann deshalb vielleicht auch dabei helfen, bestehende Meinungen zur Medizin bei „RÜCKEN" zu überdenken und neue Ansätze für erfolgreiche Behandlungen bei „RÜCKEN" zu schaffen.

Kapitel 17: Kontakt:

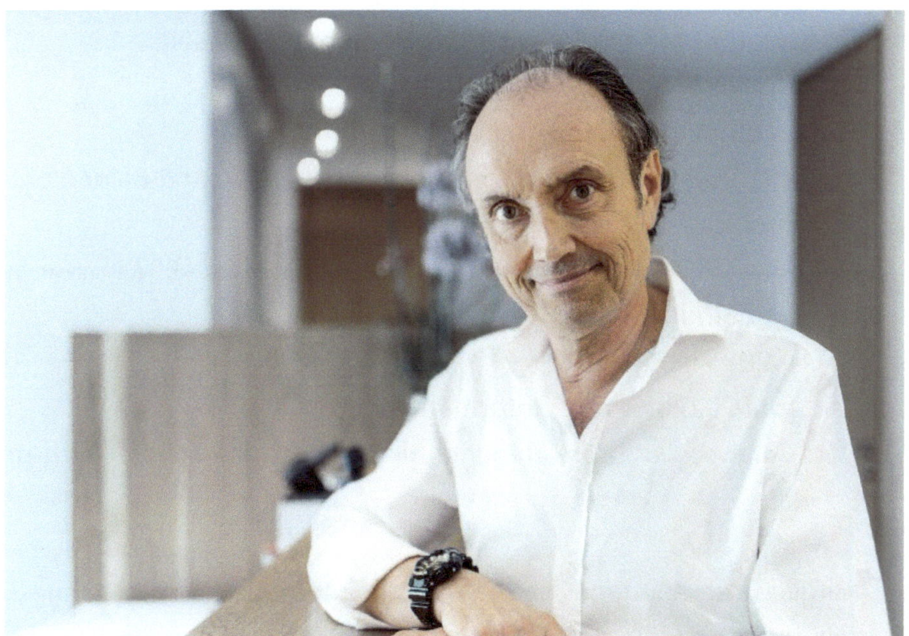

Webseite: https://www.dr-sigg.de/

Dr. med. Peter Konrad Sigg
Seestraße 12
88214 Ravensburg
Deutschland
E-Mail: praxis@dr-sigg.de

Kapitel 18: Autor / Zur Person:

Dr. med. Peter Konrad Sigg, Jahrgang 1956
Facharzt für Orthopädie seit 1990, Rheumatologie seit 1992
Facharzt für Physikalische und Rehabilitative Medizin,
Facharzt für Orthopädie und Unfallmedizin,
Spezielle Schmerztherapie, Physikalische Therapie und Balneologie,
Sportmedizin, Chirotherapie, Psychotherapie
Praxis ab 1993 zunächst in Tettnang/Bodensee, ab 1997 in Wangen im Allgäu und
2011 - 2023 in Ravensburg
Seit April 2023 nur noch informativ tätig,
Core-Analyse und Core-Regeneration Deutschland, Österreich und Schweiz

Mitglied verschiedener nationaler und internationaler ärztlicher Gesellschaften und Verbände
Homepage www.dr-sigg.de

19. Haftungsausschluss/ Impressum

Sämtliche Inhalte dieses Buches dienen ausschließlich der Information und ersetzen auf keinen Fall die persönliche ärztliche Analyse und eine individuelle Diagnose.

Die Verwendung der Informationen in diesem Buch und die Umsetzung derselben erfolgt ausdrücklich auf eigenes Risiko. Der Autor kann für etwaige Unfälle und Schäden jeder Art keinerlei Rechtsgrund die Haftung übernehmen. Haftungsansprüche gegen den Autor für Schäden jeglicher Art, die durch die Nutzung der Informationen in diesem Buch bzw. durch die Nutzung fehlerhafter und/oder unvollständiger Informationen verursacht wurden, sind ausgeschlossen.

Folglich sind auch Rechts- und Schadenersatzansprüche ausgeschlossen.

Der Inhalt dieses Werkes wurde mit größter Sorgfalt erstellt und überprüft. Der Autor übernimmt keine Gewähr und Haftung für die Aktualität, Korrektheit, Vollständigkeit und Qualität der bereitgestellten Informationen. Druckfehler können nicht vollständig ausgeschlossen werden.

Weiterhin beruht der Inhalt dieses Werkes auf persönlichen Erfahrungen und Meinungen des Autors.

Bei allen Erkrankungen ist generell immer die Hilfe eines erfahrenen Arztes, Psychotherapeuten oder Heilpraktikers hinzuzuziehen."

Impressum

© Autor: Dr. med. Peter Konrad Sigg 2021
1. Auflage

Alle Rechte vorbehalten.
Nachdruck, auch auszugsweise, verboten.
Kein Teil dieses Werkes darf ohne schriftliche Genehmigung des Autors in
irgendeiner Form reproduziert, vervielfältigt oder verbreitet werden.
Beratung, Lektorat und Illustrationen: Selbstverlag Uwe Rechenbach / Bad Dürkheim
Formatierung und Layout: Jana Schumann
Covergestaltung: Christina Reinwald
Bildmaterial: Pixabay / Adobe Stock

Kontakt:
Dr. med. Peter Konrad Sigg
Seestraße 12
88214 Ravensburg
Deutschland

Webseite: https://www.dr-sigg.de/

Bild – und Quellennachweise:

Titel: AdobeStock, WavebreakMediaMicro,<u>182421305</u>
AdobeStock, <u>SciePro</u>88499877
AdobeStock, <u>SciePro</u> 88435276
AdobeStock, <u>SciePro</u> 86454607
AdobeStock, <u>SciePro</u> 87075706
AdobeStock, <u>SciePro</u> 87075703
Dr. Peter Sigg
Thieme Verlag

E-Mail aus Wien:

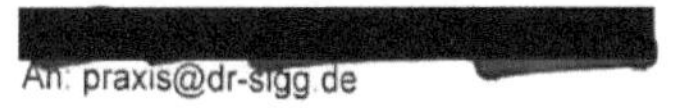

2 Dezember 2020 um 23:03

An: praxis@dr-sigg.de

Sehr geehrter Dr. Sigg!

Ich möchte mich hiermit für die ausführlichen Informationen auf Ihrer Homepage ganz herzlich bedanken.

Zum ersten Mal lese ich, wie Sie das Zusammenspiel von mehreren Faktoren beschreiben und denke mir:
Genauso fühl es sich an!
(Ich habe immer wieder Blovckafen im unteren Rückenbereich.)
Es ist nicht einfach, wenn Ihre Fachkollegen nach fünf Minuten und einem alten Röntgenbild feststellen
"altersbedingte Abnützung' , dabei bin ich keine 45. Es werden Mediksmente und Injektionen veabreicht, ohne zu
wissen, was das Problem ist. Fur die genaue Diagnose nimmt sich kaum ein Kassenarzt Zeit- dreiminutige
Massenabfertigung. Bitte um Verzeihung für meine Kritik an falscher Stelle

Brim Lesen hatte ich das Gefühl, dass Sie sich forschend und neugierig auf die Suche begeben, ohne vorher
bestimmt zu haben, was sie finden wollen. Das gibde ich toll!
Ich suche nucht unbedingt eine einfache und schnelle Lösung (wie z.B. eine Schmerztabette oder OP), manches
ist auch nicht leicht oder möglich zu lösen.
Was mich besonders bei vielen Ärzten (vor allem Orthopäden) stört, dass Sie nur so tun,als wüssten sie die
Ursache des Schmerzes und verschreiben Therapien, die den meisten nicht helfen. Warum? Um Patienten zu
beschäftigen? Diese Praktiken führen für viele in eine Sackgasse.

Ihre Homepage (bin keine Medizinern) hat mich ermutigt. Ich wohne leider weit weg und bin noch nicht so weit,
Sie tatsächlich fur einen Termin zu kontaktieren

Toll, dass es so einen Arzt gibt! Gutes Gelingen!

Schmerhafte Grüße aus Wien:)